長生きは小さな習慣のつみ重ね

92歳、現役看護師の治る力

川嶋みどり

GENTOSHA

目次

1章 毎日をあたり前に生きる

2章　生きづらさをどういやすか

3章
人はなぜ病気になるのか？

4章 手をあてて、心を想う

5章　「医は仁術」は本当です

6章
老いを迎え討つ

編集協力　山城 稔
構成　木田明理
装幀　山家由希
装画　agoera
帯写真　川嶋 均
DTP　美創

1章

毎日をあたり前に生きる

体調の変化

命を縮める生活習慣病。病気はあなたがつくっています

みなさんは、こんな経験はありませんか？

「頭が痛かったけれど、休んでいたら治った」

「トイレに何度も駆け込んだけれど、数時間後には治った」などです。

治ったのは、あなたの「治る力」が働いたからです。

そうやって「治る力」を十分に使って生きるのが〝健康に生きている〟ということです。

呼吸をする、食べる、眠る、働く（動く）、トイレに行く、体を清潔にする、住環境を整える、休養をとる……。こうした習慣が維持されていることが、健康

の大前提です。反対に、習慣が破綻すれば病気になります。浅い呼吸、食べ過ぎ、睡眠不足、トイレを我慢する、お風呂に入らない、掃除をしない、休まないで働き続ける……。

日々の習慣が崩れることは、体には大きなストレスになります。短い期間なら耐えられますが、これが続けば体のどこかに不調が出始めます。それでもなお崩れたままにすれば、病気になっていく。それがいわゆる〝生活習慣病〟です。

習慣を変えずに薬に頼ったり、放っておいたりすれば、悪化していくのはあたり前です。その結果、がん、脳卒中、心筋梗塞、肥満、高血圧症、糖尿病など、生活習慣病の発症につながってしまいます。

健康的な生活習慣を維持し、治る力が働いていれば、日々のちょっとした不摂生や不調は修正できてしまうものです。

また、**日々の習慣を維持すると、体調の変化にも気づきやすくなります。「あれ？ いつもと違うな」と、小さな異変を感じるようになる**のです。

免疫力

未病のうちに生活を正せば
大半の病気は防げます

異変を感じたら、生活習慣を見直してみる――。

これが健康を取り戻す基本です。

たとえば、「胃が重い」と感じたら〝食べすぎ〟を疑って、夜食を控えてみる。

日中に「だるさ」を感じたら〝睡眠の質の低下〟を疑い、夜のスマホをやめる。

「イライラする」と感じたら〝呼吸の浅さ〟を疑い、深呼吸をくり返してみる。

これだけでいいのです。とても簡単ですよね？

でも、多くの人ができません。忙しい毎日の中で気づかなくなっているからです。また、気づいていても、放っておいているからです。

「たいしたことない」と思ったり、「わかっているけど、やめられないんだよ」などと自らに言い訳をして、健康を害す生活を優先させてしまいます。そして、その結果、大きな病気を引き起こしてしまうのです。

つまり、多くの病気は、自分がつくっているわけです。

こんな話をすると、次のような反論があります。

「でも、病気は外的な原因もあるでしょ。たとえばウイルスとか？」

はい、その通りです。しかし、日々の生活習慣が保たれていれば、ウイルスを撃退することができます。人間には免疫機能が備わっていて「治る力」が働くからです。

ウイルスは、宿主がいないと生きていけません。しかし、宿主が**健康体なら、ウイルスが入ってきても撃退することができるし、たとえ発症したとしても、軽症で済む**のです。

ワクチンの功罪

コロナの教訓。高齢者の治る力が弱まった

この度《たび》のコロナ感染症では、人間の「治る力」が試されたと、私は考えています。

そして、国の対応については不満があります。なぜなら、人間の治る力を弱めてしまったと思うからです。

「マスク着用」「ソーシャルディスタンス」「不要不急の外出は避ける」……と生活様式ばかりが強調されました。〝専門家〟と呼ばれる人が次々とテレビに出てきて言いたてるから、国民はすっかり萎縮《いしゅく》してしまいました。もちろん、新型コロナウイルス（COVID-19）は当初、未知のものだったので、慎重な政策が施《ほどこ》さ

れたのは理解できます。でもそれならば〝生活様式の変更〟を強調するだけでなく、同時に〝生活習慣の維持〟も促《うなが》しておくべきだったと思うのです。

「正しい生活をして、治る力を高めておくことが重要ですよ」と。

外出を控え、家に閉じこもったことにより、とくに高齢者の生命力や治る力は弱まってしまったと、私は確信しています。

人間の体には、ナチュラルキラー細胞という免疫組織が備わっており、ウイルスなどの外敵を撃退する仕組みができています。

楽しいことや気持ちいいことが増えると、ナチュラルキラー細胞は活発に働きますが、不安や不満、緊張が増えると、不活発になります。つまり、免疫力が低くなり、ウイルスなどに対抗できなくなってしまうのです。

コロナ禍では、国民全員がこの状態に陥り、治る力が弱まっていたように思います。挙句《あげく》の果てには、ワクチン接種を強要されました。私の親戚でも、70代の人たちが5人も相次いで亡くなりました。私より20歳も若い人ばかりです。

共通していたのは、それぞれ幾度かのワクチン接種を済ませていたことでした。それまで健康だったのに、不調を訴えて検査したところ、治りにくいがんが見つかり、わずか数か月後に亡くなってしまったのです。

もちろん「ワクチンのせい」と断言することはできません。ですが、**生命力や治る力が低下していることと併せ、ワクチンも影響していたのではないかとの疑念**が生じました。ちなみに私は、相次ぐ訃報の後は、ワクチン接種をしていません。

ムリは禁物

認知症も実は生活習慣病です

昨今認知症も、生活習慣が原因と考えられるようになっています。たとえば、認知症の一つにアルツハイマー病があります。よく「脳にゴミがたまる」とか「脳が萎縮する」などと表現される病気です。脳に異常なタンパク質（アミロイドβ）が蓄積していき、脳神経が少しずつ死滅していってしまうのです。

25年ほどかけて進行し、発症するとされていますから、80歳でアルツハイマー型認知症になる人は、55歳のときから始まっていることになります。

なぜ、脳にゴミ（異常なタンパク質）がたまり始めるのか？

そこには生活習慣も大きく影響している、と考えられるようになりました。食事や睡眠、運動、ストレス、不衛生な環境、不摂生などの悪習慣が続くことにより、それまでなら普通に除去できていたゴミが少しずつたまるようになってしまうのです。また、より多くのゴミが発生するようにもなります。

もちろん、多くの場合は加齢が原因です。しかし、体の細胞はすべてつながっていますから、生活習慣が崩れることによって、脳の機能が劣化して、ゴミ処理能力が低下することは、十分に考えられることです。

いまでは６０２万人の方が認知症というデータがあります。軽度の方も含めると、１０００万人とも言われます。小学生と中学生を合わせて９４０万人ほどで、これとほぼ同数ですから、たいへんな数です。小中学生は、朝、元気で学校に行きますが、同じ数の認知症の人は家の中に籠《こも》っています。

もしも、この人たちが全員、元気で活動できるようになったら、街も賑やかになるでしょうね。経済効果も大きいでしょう。医療費や介護費用なども激減します。日本中が活気に満ちてきます。一人一人が少しだけ気を配り、生活を修正する〝セルフケア〟を行えば、「認知症ゼロ」はムリでも、近づくことはできると思います。

生活習慣を維持するうえで大事なのは、次の3つです。

・ムリなく行うこと
・自分に合う方法で行うこと
・健康的な方法を選ぶこと

がんばり過ぎるのは禁物です。とくに高齢の方は、がんばった結果、病気やケガや事故につながることが少なくありません。

高齢者は、自分の体と長く付き合っているわけですから「ムリかどうか」は、よくわかると思います。たとえば喫煙の習慣は、健康的ではないため、本当はやめたほうがよいのですが、「やめたらストレスがたまって仕方ない」というなら続けてもよいと私は思います。もちろん、これは高齢者の場合で、若い人には禁煙をおすすめします。

義理や世間体も気にせず、自分をいちばんに考えてほしいと思います。

「今日は寒いけど、長いお付き合いだから、お悔やみに行かなきゃ」と、つい無理をしてしまいがちです。私も同じ世代なので、よくわかりますが、それで転んだり、風邪《かぜ》をひいたりしたら、元も子もなくなってしまいます。

高齢の方は、真面目で律儀な人が多いけれど、「ああ、今日はいいや」とか「面倒だからやめちゃえ」という前向きな意味での〝いい加減さ〟も必要だと思うのです。

「いい加減」という言葉には、悪い印象がありますね。でも本当は、とても素敵な言葉です。「足したり・引いたりのバランスが絶妙」ということですから。

とくに、平均寿命を超えた方たちは、もっと〝いい加減〟に生きていいと思います。

これまで、さんざんがんばってきたわけですから。戦争のつらい時代も乗り越えました。焼け野原だった日本を復興させました。地震や災害、オイルショック、バブルの崩壊、そしてコロナ……。苦難を数え上げたらキリがありません。そんな時代に生き、何度も折れそうになりながら、家族を養い、会社や社会を支えてきたのです。これからは思う存分〝自由気まま〟に生きていいと思うのです。

たった一度の人生ですから、生きたいように、自分らしく生きたらいいと思いませんか？

仮に**「我慢か、満足か」の選択で迷うなら、満足できるほうを選んだほうが正解だと思います。なぜなら、そのほうが生命力や治る力も高まるから**です。もちろん、いくら好きだからといってお酒を浴びるほど飲む、というのでは逆効果になってしまいますが。

できる
ことから

我慢はしなくていい。生命力が弱まりますから

75年も看護師をやっていて気づくのは、病院も世間も「あれもダメ、これもダメ」と禁止事項が多いことです。健康のための節制というのはわかります。でも、あまりに禁止ばかりだと、嫌になってしまいます。病人や高齢者だけでなく、誰だってそうでしょう。

私の母を例にして、お話しします。

母は、かなり重度の糖尿病でした。生菓子が大好きでしたが「甘いものはダメ」と禁じられます。でも、大好きという気持ちまでは止められません。

すると、どうなるか?

心の中で、自分を責めるようになります。それがつのると〝自分らしさの喪失〟につながっていくのです。母の場合は、ウソをつくようになりました。「今日、山田さんがお菓子をもってきてくれたの。だから3分の1だけ食べたのよ」と言い訳します。ときには「残りは捨てたのよ」などと、明らかなウソもありました。なんだか聞いている私まで、申し訳ない気持ちになってしまいます。

こんなときは、どうしたらよいのか？

禁止するばかりではなく、その人が「できること」や「したいこと」などからアプローチしていけばいいと思います。

たとえば、**糖尿病でもケーキが大好きという人には「ケーキは食べていいですよ。その代わり、何か減らせるものはありますか？」と本人に選択させる**のです。

これなら本人の意志を尊重することになり、生き方の可能性を広げることにもなります。

その結果、生命力や治る力を引き出すことができるのです。

ちなみに、この方法は、私がだいぶ以前に看護の現場に取り入れ、今も多くの看護師たちに引き継がれています。私の友人に健康指導の第一人者がいるのですが、彼女もその効果を認めてくれています。

母の
家庭療法

看護は本来、家庭のもの。古い方法も捨てたものではない

私が子どもの頃は、病院に行くことなどほとんどありませんでした。私が丈夫だったからではなく、そういう時代だったのです。

とくに、少女時代暮らしていた外地での生活は、病気をしたら命取りにもなりかねません。その頃はサルファ剤（抗菌剤）もないし、ペニシリンもない。なのに、赤痢やコレラ、チフスなど、感染症は多い。生活の中では、ハブ茶や梅干は欠かせませんでした。毒消しなのです。卵油も薬でした。

そういえば昔、こんなことがありました。

近所の家の赤ちゃんが、頭から熱湯をかぶってしまい、大騒ぎになったのです。

母は私に「みどりちゃん、すぐに卵を割って。あるだけ全部」と命じました。私は言われるまま、30個くらいの卵を割りました。母は卵の黄身だけをフライパンに入れて火にかけ、しゃもじで混ぜていました。最初はおいしそうな卵焼きですが、しばらくすると、茶色に焦げて、鍋から煙が上がってきます。

それでも火にかけ続け、真っ黒になると、今度は油が出てくるのです。その油を茶碗に入れます。盃一杯くらいの量ですが、それを赤ちゃんの頭やお顔にペタペタと塗っていくのです。

赤ちゃんは、どうなったと思いますか？ 火傷《やけど》の炎症が収まった後は、髪の毛も生えてきて、ツルンとしたきれいなお肌も保てたのです。

そういう〝家庭療法〟が、昔は各家族に受け継がれていたものです。祖母や母の智恵です。戦時中は医師がいなくて薬もありませんでしたから、昔からの家庭療法をふんだんに使って子どもたちを育てたのです。ちなみに、卵油は、現代でもサプリメントとして市販されていますね。

私も、いまだに続けていることがあります。たとえば、一年を通して塩水で鼻うがいをしていますし、おなかが「ちょっとゆるいな」というときは梅肉エキスをなめます。また、熱い湯に浸したタオルを絞って腰の中央に当てる方法は、便秘や下痢の両方に効《き》き目があることが確かめられています。

背中まで範囲を広げれば、呼吸を楽にして痰《たん》を出しやすくする効果があります。コロナの感染拡大の時以来プロジェクトを立ち上げて、熱布バックケアという言葉で普及しているところです。

それと、風邪のひきかけには、足湯がいちばんですね。洗面器に**お風呂よりも熱めのお湯を張り、両足を入れる。さし湯をしながら15分くらいすると体がポカポカしてきて、汗がどんどん出てきます。乾いた寝衣に着替えてリンゴジュースを温めて、はちみつを入れて飲む。**もうこれで、たいていは治ってしまいます。

健康習慣

自律神経を意識して暮らすと生活が整ってきます

「自律神経」という言葉を聞いたことがあるでしょう。「生命を維持し、体を整えてくれる神経」のことです。たとえば、呼吸をする、体温を保つ、心臓を動かす、血圧を上げたり下げたりする、食べ物を消化する、なども自律神経の働きによるものです。

自律神経が正常に働くと、体は正常に機能しますが、うまく働かなくなると、不調が出たり、病気になったり、最悪の場合は、死んでしまいます。

このように〝生命を左右する〟大事な神経なのに、自分ではコントロールできません。ここが、とても厄介なところです。

自律神経（交感神経と副交感神経）

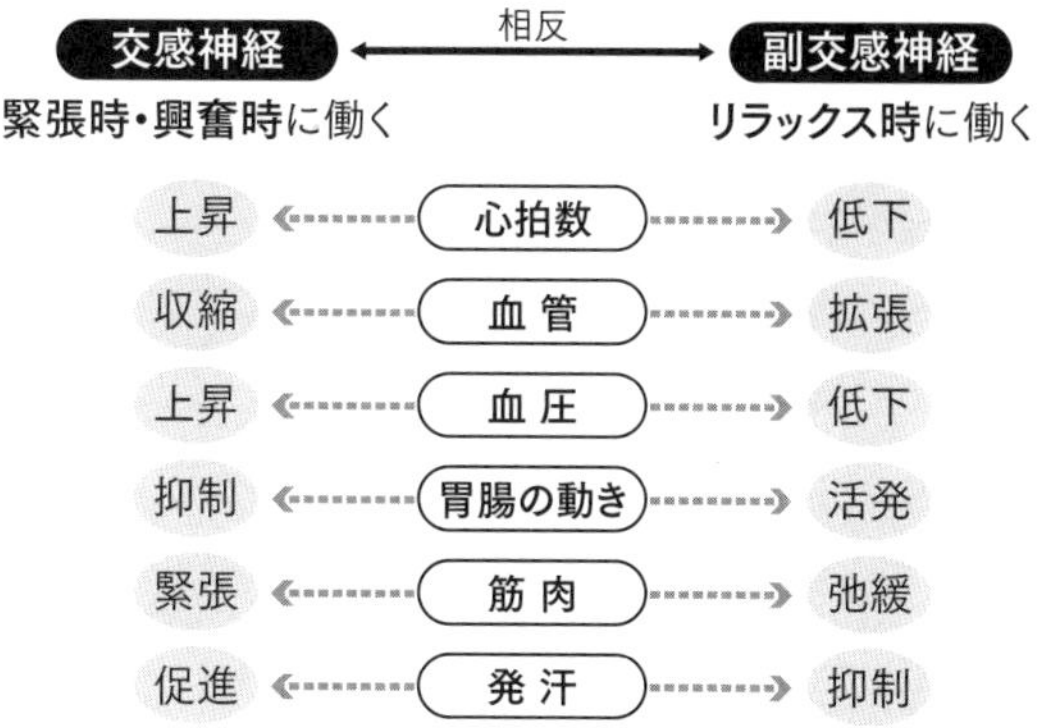

自律神経には「交感神経」と「副交感神経」の2つがあり、正反対の働きをしています。交感神経は、日中や緊張時や興奮時に活発になり、副交感神経はリラックス時や睡眠時に活発になります。

この2つが交互に、バランスよく働いているのが、正常な状態です。一方が活発になり過ぎると、もう一方は不活発になり、バランスが崩れてしまいます。

たとえば、常に緊張にさらされた状態では、交感神経は活発に働きますが、副交感神経は極度に抑えられてしまいます。すると「血圧の上昇」「胃腸の働きの低下」「心臓の働きの低下」などが起こります。さらに、心機能が落ちると血流が悪くなり、筋肉が硬くなって腰痛や肩こりも引き起こします。免疫力も弱まります。

つまり、さまざまな病気や不調を引き起こしてしまうのです。

体調が悪ければ、元気も出ませんね。するとますますリラックスできなくなり、自律神経のバランスがさらに悪くなる、という悪循環に陥ってしまうのです。

「日常の生活習慣を大事にしましょう」と、私がくり返し言うのはこのためです。

食べる、眠る、働く（動く）、排泄・排尿をきちんとする、体や住環境を清潔に保つ……。こうした日々の営みを気持ちよく行えるかどうかで、自律神経の働き方は、大きく違ってくるのです。すなわちそれは、生命の輝きや治る力にもつながるのですが、看護師になりたての頃、それを実感する出来事がありました。

9歳の女の子、トシエちゃんの話を紹介させていただきます。

ナイチンゲール

垢《あか》の下から生命力が輝いたトシエちゃんのお話

トシエちゃんは、よその病院から転院してきました。顔は土気色で、痩《や》せてガリガリ。顔をしかめながら「痛いよ」「だるいよー」と小さなうめき声を発しています。彼女の病気は脊髄腫瘍《せきずいしゅよう》。背中の真ん中に紫色の大きな腫瘍があり、つぶれかかったそのコブからは、悪臭のある膿汁《のうじゅう》がしみだしています。

当時、看護師になったばかりの私にできることは、毛布の中に手を入れて、細い足をさすることくらいでした。ところが、触れた肌の感じは、ざらざらしていて、まるで鱗《うろこ》のようです。よく見ると垢が何層にも重なっています。

トシエちゃんは、長いことお風呂に入っていないのです。私は、全身を拭《ふ》いてあげようと思いました。でも、手首の脈に触れると、今にも途切れるくらいに弱く、リズムも不確かです。全身を拭けば体に負担がかかり、症状が急変する恐れもあります。そこで、時間をかけてやることにしました。

1日目は足浴です。桶《おけ》に足を浸して優しく洗うと、両手ですくえるほどの垢が出ました。

2日目は膝から下、3日目は太もも、というように、1週間ほどかけて全身をきれいにしました。全身の垢が落ちたトシエちゃんは、まるで別人のようでした。表情にも変化が現れます。うっすらとしたピンク色の頬で、微笑《ほほえ》むようになりました。乱れていた脈拍のリズムも、少しずつ確かになっています。

そして、うめき声ばかりだったトシエちゃんが、話しかけてくれたのです。

「看護婦さん、おなかがすいた」

私はうれしくて、言葉が出ませんでした。それからは、隣のベッドの友だちとも、お喋《しゃべ》りするようになりました。

しかし3か月後、トシエちゃんは幼い人生を閉じます。看護師になって、初めてのことでした。とてもショックでしたが、このような思いに至ったのです。

「わずか3か月だけど、トシエちゃんは少女らしい日々を過ごせた」と。あのまま何もしなければ、もっと早く寿命が尽きていたかもしれません。きっと笑顔になることはなく、うめき声をあげ続けていたことと思います。

体をきれいにしたことで、トシエちゃんの生命が輝いたのだと確信しました。生きる力が湧《わ》き出てきたのです。この体験は、私の看護の原点になりました。

そして10年後、ナイチンゲールの『看護覚え書』という本が翻訳・出版され、私は次の言葉に出会います。

「安らぎとか安楽というものは、それまでその人の生命力を圧迫したものが取り除かれて生命が再び生き生きと動き出した兆候」

ああ、あのときのトシエちゃんが、まさにそうなのだ。私がしてきた看護は間違っていなかったのだと、ナイチンゲールに認めてもらった気がしたのです。

一粒のご飯

最後まで食べる。亡き親友が教えてくれたこと

冨沢みえさん。私の大切な友人で看護師でした。胃がんの末期で入院中の彼女も最後まで、口から食べる努力をしていました。

「点滴だけじゃ力にならないのよ。だから、何としても自分の口で食べるの」

　みえさんは、いよいよ食べ物がのどを通らなくなってもコップ1杯の牛乳を2時間かけて飲んでいました。「噛《か》んでると自然に入っていくのよ」と。

　そして、死の間際のことです。みえさんから「おすしを買ってきて」と頼まれました。「食べられっこないよ」と私が言うと「いいから早く。特上よ。ワサビは抜いてもらってね」と譲りません。言われたとおり買ってくると、彼女は紙皿

を胸におき「ここに一つ載《の》せてちょうだい。おすしのタネは取ってね」と言います。特上なのにタネは食べないのです。

みえさんは、ご飯を一粒指でつまみ、口の中に入れます。目を閉じて15分ほど。

「今、何してたかわかる？」

「ご飯粒を噛んでたんでしょ」

「そう。噛んでると、飲み込んだ感じはないのだけど、なくなるのよ」

そんな会話をして、みえさんはご飯を一粒つまんでは、口に入れるのです。

「今の一粒はね、夫のために噛んでたのよ。……次の一粒は昌夫のため。次の一粒は厚子のため……」

みえさんは、家族を思いながら、祈りながら噛んでいるのです。2時間ほど経ったでしょうか。「ごちそうさま」と彼女は言い、私は病室を後にしました。

その晩、彼女の意識はなくなりました。そして数日後、息を引き取ったのです。

みえさんは最期《さいご》の瞬間まで「看護って何だろう。看護師って何をする人だろう？」と問い続けていたのだと思います。おそらく、彼女が理想にしていた看護と、実際に受けた看護にズレがあったからです。医療側から見れば、彼女の命は絶望的でした。それが患者のみえさんに伝わってしまうのです。

でも、みえさんは最後まであきらめず、社会復帰を目指していました。**「点滴だけでは生命を維持できても、生活に必要な力にはならないの」と言い、必死に口から食べたのです。これが彼女の生命力の源泉だった**ことは、間違いありません。

〝生きていくこと〟への凄まじい意欲を親友から見せられた私は「看護に何ができるのか？」と、今なお問い続けています。

共感能力

楽しく食べる意味。孤食では生命の輝きは得られません

楽しく食べることは、副交感神経を優位にします。これにより、消化吸収の働きがよくなるだけでなく〝治る力〟も高まります。明日への活力源になるのです。楽しく食べることの要件の一つが「親しい人と一緒に食べること」です。

ところが、これに反するように、近年では〝個食（孤食）〟をする傾向が話題になっています。好きなものを、好きな場所で、〝おひとりさま〟で食べたい人が増え、家庭でも、家族揃って同じ食卓を囲む〝一家団欒《だんらん》〟の場がなくなりつつあるようです。

この点に関して人類学者の山極壽一《やまぎわじゆいち》氏は、「サル社会では食物を囲んで仲良く

食べる光景はない。近年の人間社会の個食化はサル社会に向かっている」と言い、「個食は、私たちがこれまで食事によって育ててきた共感能力や連帯能力を低下させる」と警告を発しています（「サル化する人間社会」毎日新聞／２０１４年8月3日より）。

こうした論をまたずとも、親しい人とおいしさを共有し、楽しさを分け持つことにより、お互いの関係性が深まっていくことは、みなさんも経験していると思います。規模の大小を問わず、祝祭をはじめ種々の行事に、人が集《つど》って飲み食いすることは、時代や民族・文化を超えて、世界共通の風習となっています。

問題は、否応なしに個食になりがちな高齢者の場合です。

コロナ禍では感染拡大を防ぐため、デイケアやショートステイの利用ができず、在宅での自粛生活となりました。これにより個食が常態化した人は少なくありません。

高齢者の生活の変化を調査された近藤克則先生と飯島勝矢先生は、対談で次のように語っています。

「孤食により、野菜・果物などのとり方が少なくなり、欠食が増えうつになりやすい」との研究から「誰かとの食事の場自体がひとつの栄養源と表現できるのではないでしょうか」と（週刊医学界新聞第3384号）。

これは高齢者に限った話ではなく、どの年代にも当てはまると思うのです。心身の消耗を防ぎ、生命力を輝かせて生きるには、やはり誰かと楽しく食べる環境を整えたいものです。

「おいしく、楽しく食べる」習慣で、生きている張りを実感し、健康にもつながると思えば、食事をつくる手間にも喜びが生じてきます。

たしかに、食事をつくるのは大変な労力を伴いますが、それ以上の喜びが得られることも、私は体験してきました。共働き数十年の私の場合、不規則な仕事と家庭生活を両立させ続けるには、「家族の健康が第一」でした。このため、どんなに忙しくても「食生活だけはおろそかにしない」と決め、それに努めたのです。

帰宅途中で買い物を済ませ、着替える間もなくキッチンワーク。短時間で手早く調理するプロセスが、限られた時間内に多重課題を処理する看護師の仕事と共通であることを発見してからは、負担感よりも楽しさが倍増しました。

その日の**気温や、家族の体調、気分を想像しながら食材と向き合い、密度を濃く同時進行しながらの調理工程は、まさに看護実践力を向上するトレーニングにもなった**のです。

こうした実体験から、つくる楽しさは、食べる喜びや食べる楽しみにも勝るものだと、私は考えているのです。

いのちのスープ

料理は愛情。料理の心は看護の心

辰巳芳子さんという料理研究家をご存じでしょうか。「いのちのスープ」で有名な方です。辰巳さんのお話で、私は次の言葉がとても印象に残っています。

「夫婦でも、親子でも、兄弟でも、おたがいを思いやるってことは、ただ思っていればいいものじゃありません。愛っていうのは、やはり表現がなければ、ね。常に薪《まき》をくべていないと、燃やし続けていないと、愛は育ちません。そういう意味で、毎日の料理っていうのは、愛の表現そのもの。

病気の痛み、苦しみは代わってあげることはできないけど、手間と時間をかけてスープをつくる。手足を動かすことが、自分自身を救う。その方に見合ったものをつくってあげられるということは、苦しみを分かち合うことになる。食べる人以上に、つくってあげる家族の方が落ち着くんです」

　重症で口から飲食できなくなった患者さんには、氷を口に含ませてあげる方法があります。氷ならスルッと口に入り、溶かして飲むことができるからです。その氷もスープや果汁や抹茶を凍らせる。その際の心得を、次のように話しています。

「末期《まつご》の方に氷片をつくる場合でも、命を預けてつくるのです。つくった人のいのちは、その氷片にお供して、鎮《しず》まり逝《い》く方の細胞の隅々までともに運ばれる。一つになれるのです」

　食事は単におなかを満たすものでも、栄養補給のためのものでもありません。最後まで、人生を豊かにするためのものだと思うのです。

　いまは**何でも手に入るため、食べることが粗末になっているように思います。そうなると、人とのつながりも薄くなるし、生命力も落ちてしまうのではないか**と、ちょっと心配しています。

誤嚥性肺炎

うつぶせ寝は元気と長寿を得る最高の方法

生活習慣の中で、食事と並んで大事なのが睡眠です。誰だってそれはわかっているはずですが、うまく眠れない人も多いでしょう。眠れない、夜中に目が覚める、寝ても疲れが取れない、睡眠時無呼吸症候群……睡眠の悩みは多様ですよね。

そこで、ぐっすり眠るための、とっておきの方法を紹介しておきましょう。

それは、うつぶせ寝――。伏して寝るだけですが、その健康効果は絶大です。

なにしろ日野原重明先生や複数の医学者の方々と一緒に、研究をしてきた方法ですから。

日野原先生は現役の医師を続けながら１０５歳まで生きられ、私は92歳。共にうつぶせ寝の恩恵に与《あずか》ったことは、間違いないと思っています。

研究者の一人、丸川征四郎医師は、その効果について、こう話されます。

「うつぶせ寝にしただけで体内の酸素量が増え、肺が健康な状態に近づいていく。しかも、うつぶせ寝には人工呼吸器のような副作用がありません」と。

以下、うつぶせ寝の効用を挙げてみます。

①気道が広がり、呼吸が楽になる

いびきをかく人がいますね。それは舌根《ぜっこん》沈下が起きているからです。舌が下がってのどの奥を塞《ふさ》いでしまっているため「ゴ～」とか「ンゴッ」という音が出る。

「いびきがうるさい」と怒られている人も多いでしょう。じつはこれ、うるさいとかで済む話ではなく、とても怖いことなのです。

なぜなら、舌がのどの奥に落ち込むと酸素が肺に入っていきません。そのため血液中の酸素が少なくなります。そこで、体の隅々に行き届くように、一度に運ぶ酸素量を増やそうと赤血球を増やします。

睡眠中は水分不足になりがちで、さらに赤血球が増えると、血液がドロドロ状態になって流れが悪くなり、心臓や脳の血管を塞ぎかねません。つまり、心筋梗塞や脳血栓の原因となってしまうのです。

うつぶせ寝になると、舌がのどの奥ではなく口もとに落ちるので、空気が通りやすくなり、体に酸素を十分に送ることができます。体の隅々にまで酸素が運ばれるため、全身の細胞も活発に働きます。ラクに呼吸ができるから、ぐっすりと質のよい睡眠にもなります。おまけに「いびきがうるさい」と文句を言われることもなくなります。

②食べ過ぎ・飲み過ぎの人の味方

仕事が遅くなり、夜の9時、10時に食事をする人が少なくありません。このため、胃腸の調子が悪い人が多いようです。おなかが重いような、熱いような感じがして、よく眠れない人も多いのではありませんか？

食後から寝るまでの時間が短いと、胃には未消化の食物が残っています。そのまま仰向けに寝ると、胃が背骨の方に沈み、胃のなかの食物が腸に流れにくくなってしまいます。その結果、胃もたれを引き起こします。また、胃液が食道に逆流し、気道にまで流れ込んでくる危険もあります。

これを防ぐには、少し右向けのうつぶせがベストです。これによって、胃のなかのものが腸に流れやすくなり、消化・吸収が速く進みます。夜遅くに食事をする人、食べ過ぎ・飲み過ぎの人は、うつぶせ寝がオススメです。

③便通を促進する

胃腸の働きがよくなれば、当然、便通もよくなります。便秘で悩む人にとって、これはうれしいと思います。

女性は体のつくり的に、胸式呼吸が多くみられます。いっぽう、うつぶせ寝にすると、ちょうど座禅を組んだときと同じような、下腹を使った腹式呼吸になります。ゆっくりした深い呼吸になり、体はリラックスできます。同時に、脳波がアルファ波になることもわかっています。座禅や瞑想《めいそう》をしているときの脳波です。

④誤嚥の予防によい

年を重ねるにつれて、睡眠中の誤嚥《ごえん》が多くなります。口のなかに溜《た》まっている唾液や逆流してきた胃液などを、誤って気管のほうに飲み込んでしまうのが誤嚥です。

誤嚥性肺炎という言葉をご存じでしょうか？　誤嚥によって食物のかすや口内のばい菌などが気管に入り、炎症（肺炎）を起こしてしまうのです。予防のためには、**寝る前の歯磨きやうがいが大切なのは当然ですが、うつぶせ寝も適しています。唾液が外に流れ、誤嚥を防ぐため、肺炎の予防にもなる**のです。

うつぶせ寝に決まりなし。右向き、左向きどちらでも

うつぶせ寝はよだれが出ると敬遠する人がいますが、枕カバーやシーツのシミは洗濯すればすむことです。しかし、肺炎は命取りになるかもしれません。

どちらを選択するべきか、言うまでもないでしょう。

うつぶせ寝の方法には、とくに決まりはありませんが、長年やってきた私からの、ちょっとしたアドバイスを書き留めておきます。

【うつぶせ寝のコツ】

・枕にはカバーやタオルを巻きます（よだれが出ても取り換えれば済む）。

・ひたいを枕の端《はし》にのせると、呼吸がしやすいです。

・右向きでも、左向きでも大丈夫です。

ちなみに、最も楽な寝方は「シムス位」という姿勢。これは看護学の教科書でも紹介されているもので、意識のない患者さんが吐物などを誤嚥しないようにするための姿勢です。その状態から「昏睡《こんすい》位」ともいいます。

・仰向けに寝ている人は、慣《な》れるまでに2～3週間かかるかもしれません。

・最初は首が痛かったりしますが、次第に慣れます。

・会社で昼休みに10分寝ようというときにも、座ったまま机に伏せるだけ。カバンやタオルを置いておでこをのせれば、より楽に寝られます。短時間でもスッキリしますよ。

・風邪をひいたりして、鼻が詰まったときにも、うつぶせ寝はオススメです。鼻がスーッと通り、鼻水も出やすくなります。

ただし、次のような人は注意が必要です。

①乳幼児や自分で寝返りができない人

必ず誰かがそばで見守ってあげてください。

②肩や腰の痛い人

背骨が大きく曲がっている高齢の方も、無理におこなってはいけません。

みなさんも、今夜から試してみてはどうでしょう？

寝る**姿勢を変えるだけで、深い眠りが得られ、健康にもつながるのですから、試してみない手はありません。**

2章

生きづらさをどういやすか

何度でも
やり直す

くよくよしない。
できない自分を認めてあげて

この本を書き始めて「私はなんで長生きしてるのかな？」と、改めて考えてみました。いろいろなことが思い浮かぶのですが、理由は一つではありません。物事はすべてつながっていますから。日々の小さなつみ重ねでいまがある。

「○○すれば長生きできる」という本もよく見かけますが、それだけではなく複数の要素が絡《から》んでいるはずです。それに、自分ひとりで生きているわけではないでしょう。もう忘れている人や、顔を見たこともない人ともつながっています。

でも、その主体は、やはり自分なのです。

あなたがいま、ここで生きているのは、あなたが選び、行動し、それをつみ重ねてきた結果です。悔いても、嘆いても始まりません。もしも不満があるなら、いい方向に向かうよう、ここから新たなつみ重ねをしていくしかないのだと思います。

それでも、うまくいかなかったら？

それはわかりません。だって先のことは誰にもわかりませんから。うまくいかなかったら、その時点でまた、いい方向になるよう考え、行動する。それが生きていくということなのだと思います。

いま、私が言えるのは、生きていれば、何度もやり直しができるということ。何度も失敗したり、ダメかと諦《あきら》めかけたりするけど、大丈夫。やり直せますから。

私、人からよく「強いですね」と言われるのですが、強くはありません。ただ、くよくよしないようです。どうやったらよくなるかな、と前向きにアプローチする。

できなくてあたり前のことって多いですから。世の中、できないことばかりです。それなのに「ああできない」「またできなかった」と思うから、ストレスになったり、心がくじけたりしてしまうのです。これは、とてももったいないことですね。

新人の看護師に、私がいつも伝えている言葉があります。それは「あなたたちのいちばんの特権は、できないことを『できない』と言える正直さよ」ということです。

「知らない、できないでいいのよ。知ったかぶりがいちばんいけないの。それは事故につながってしまうから」と。**叱られても、ダメだと言われても、わからないことはわからないと言う、知らないことは知らないと言う。それが大事だ**と思います。

読書の時間

できないままにしない。半歩でも踏み出してみませんか

私は、大きな努力はできませんでしたが、その分、小さな努力を続けてきました。時間にしたら毎日10分とか15分です。子育て真っ只中の時代でしたが、電車に乗っている10分とか寝る前の15分を〝成長の時間〟に充《あ》てたのです。勤務後、病院内の保育室で二人の息子を引き取り、電車に乗ります。渋谷から私鉄で15分。そこが唯一の読書の時間です。

1本待って座り、子どもには絵本を渡し、私は看護の専門書を読む。全部は読めないから、目次を見て「面白そう」「必要そう」と思うところから読んでいく。そうやって、自分に足りない部分を埋《う》めていきました。日中は病院勤務、帰宅後

は家事に追われますから、それくらいしか時間を捻出できないのです。

ですから今、仕事をしているお母さんたちのご苦労は、とてもよくわかります。本当に大変だと思いますが、後から考えると、それが家族や自分の成長につながったのだと確信できるはずです。

私も最近、やっと時間が自由になりました。そして、過去を振り返ってみると、時間に追われて働いた数十年の間に自分のパターンを形成して、分刻みの生活に慣れていたことに思い至りました。看護学生に対しても「1分遅れても人が死ぬのよ」と叱ったりしていました。家庭でも時間を切り詰めているから、子どもたちにも「早く、早く」と言い続けていました。だから早くに長男が逝《い》ってしまったのだと、反省したことも。

でも、それが習い性になっているから苦にもならないし、そのほうが楽なのです。次男からは「年ごとにせっかちになっている」と注意されるけど、変えられませんね。とにかく進まずにはいられないのです。

もう一つ私が実践していたのは、新しい情報を得たら、職場ですぐに展開することでした。たとえば「プライマリーケアって知ってる？」と聞いてみる。みんなが「知らない」と言うなら「じゃあ調べてみない？」と提案し、調べ始めるのです。

他の人より先に情報をキャッチすることで、自分の背中を押したのです。忙しいと**つい目の前のことしか見なくなるでしょう。すると、手も足も出なくなる。だから、半歩先のことに手をつけて、前進のきっかけをつくる。すると自然に成長できます。**このやり方は、私自身だけでなく、仲間の成長や職場の活性化にもつながりました。

訪問看護の現実

どんな状況でも自分らしさを捨てないで

40年近く前ですが、いまでも鮮明に蘇《よみがえ》ってくるシーンがあります。まだ訪問看護がとても珍しかった頃、全国に先駆けてやっている県がありました。私は実際の訪問看護がどんなものかを学びに行きました。

保健師が案内してくださったのは、大きな農家でした。前回の訪問は1か月以上前とのことです。玄関を開けて「ごめんください」と大きな声で何度も呼びましたが、返事がありません。嫌な予感がしました。

保健師は「入ってみましょう」と言い、目の前のふすまをスッと開けました。おじいさんとおばあさんが並んで寝ているのが見えて、その瞬間、悪臭が襲ってきます。畳はうんちだらけ。臭いはそこからきているのです。

恐る恐る部屋の中に入ると、おばあさんはニコニコと笑っていました。布団をめくると、おしっこの臭いが鼻を突きます。おばあさんは、手に菓子パンを握り「おじいちゃんが取るんや」と訴えてきます。パンにはカビが生えていました。

おじいさんは、悲しげな、申し訳なさそうな表情で、こちらを見ています。そしておじいさんも、何かを胸に抱えています。それはトランジスタラジオでした。

二人の体を拭き、部屋を整えた後、その家のお嫁さんが素直に話してくれました。

「実は、おばあちゃんが2、3日前から寝たきりになったので、やっと楽になれたんです。それまでは、うんちをなすりつけて歩くから大変でした。助かりました」と。

介護の現実に直面しました。同時に、人間の実相に触れた思いがしたのです。

おじいさんは、意識は正常ですが体は動かず、妻の言動に対して何もできない自分をみじめに感じていたことでしょう。そんな状況下でも、小さなラジオを抱えて聞いていたのです。おそらく、社会とつながっていたかったのだと思います。**おじいさんは、ラジオを通して社会とつながり、自分を保っていたのです。**

どんな状況でも、人は、人間らしく、自分らしく生きたいのだと、私はおじいさんから学びました。

困難を跳びこえる

挑戦するエネルギー、もっていますか？

これまでの経験から、看護師には3つのタイプがあると思っています。これは看護師だけでなく、みなさんにも当てはまると思うので、一緒に考えてみてください。

①現状肯定型。「まあ、こんなものだろう」と考える〝消極肯定派〟の人
②常時不満型。「この職場は嫌だ、嫌だ」と、常に不満をもっている人
③積極挑戦型。「なんとかしてみよう」と、前向きに積極的に挑み続ける人

さて、あなたはどのタイプですか？

看護師は①の人が多いというのが、私の見立てです。

勉強熱心で向上心の高い人が多いのですが、それが逆に、自分を責めることにもつながっています。「今日一日、よい日だった！」と思うより、「今日は、これができなかった」と考えてしまうのです。ところが、改善に向けて努力しているか？　と言うとそうではない。その気持ちは十分にあるのに、忙しくて手が回らないのです。このため現状肯定型となり、職場内も〝マンネリ化〟してしまいがちです。

そして、こうした沈滞ムードの職場にいると、毎日が平凡に思えて、不満もどんどん溜まってきます。②のタイプになってしまうのです。

では、③の積極挑戦型になるには、どうするか？

やはり、挑んでみるしかないと思います。

人生は、困難や辛いことの連続です。ただ我慢したり、耐えたりするだけでは、心と体はへばってしまいます。むしろ受け止めてバネにする。それが私の信条です。

困難に出会ったら「そうきたか」と受け止め、ひょいと跳び越える。跳び箱を飛ぶような感じです。私はよくこんな言い方をします。

「困難を乗り越えたとき、誰が喜ぶと思う？　自分がいちばんうれしいんだよ」

と。

アスリートは大会でメダルを取って泣きますね。それは、自分の記録を伸ばしたことや、自分の鍛えた心・技・体が他者より優ったことを喜んでいるのだと思います。そのために苦しいトレーニングをしたり、食事の制限をしたり、やりたいことを我慢したりするわけです。

これは、困難を屈《かが》んで耐えたのではなく、受け止めて、バネにして跳び越えたということです。

跳び越えた回数の分だけ、困難の乗り越え方はうまくなります。そして、乗り越えたときには、大きな喜びと成長が待っているのです。

小さな変化

環境に左右されるのではなく、環境を左右する

私の関係していた病院が、開設したばかりの頃の話です。チームの全員が、気心も知れぬまま、ただ慌ただしく働き、疲労がピークに達していました。

「このままでは看護師がつぶれてしまう」と思った私は、病棟でカンファレンスを開くことにしました。さらに忙しくなるのは承知のうえで、患者さんの情報を、看護師全員が共有するようにしたのです。

脳外科に、Ｙさんという「脳幹部損傷で手術不能」という患者さんがいました。片麻痺と拘縮《こうしゅく》があり、医師の説明は次のようなものでした。

「Ｙさんはもう治りません。ＡＤＬ（日常生活動作）も、その他の機能も、よく

なることは考えられない。感染さえ防げば、多少は延命もできるだろうが……」

これを聞き、一人の看護師が、意を決したように発言しました。

「実は、気になることがあります。Yさんは、目はうつろで視線も合いませんが、ケアをしていると何かを感じるのです」

すると、数名の看護師が「私もです」と同調します。私は医師に提案しました。

「先生は何もすることはないと仰《おつしゃ》いますが、これだけの看護師が、何かを感じています。看護の力を試させてもらえませんか」と。

医師は「あなた方がそこまで言うなら」と、許可をしてくださいました。

看護師たちは話し合い、2時間置きだった体位変換を1時間置きに変えました。また、微熱が続いていたので、感染源と疑われるチューブ類も早く抜く計画に切り替えました。そして「早期に車椅子で外を散歩させる」と目標を決めたのです。

Yさんの熱は下がり始めました。気管のチューブを抜いたことで切開孔が塞がり、声も出るようになりました。そしてある日、リハビリ室の大きな鏡に映った自分の顔を見て「あっ！」と叫んだのです。看護師室の雰囲気も変わります。

全員が必死で関わり始めます。すると、どんどんよくなっていくのです。記念写真の中に息子さんの顔を見つけ指でさしたり、自分でスプーンをもって食事をしようとしたり、看護師の問いかけにはっきりと返事をするまでに改善していきました。

看護師たち全員が変わったのです。患者さんを「ダメだ」ではなく「変える」という目で見ることで、小さな変化に気づくようになりました。そして、小さな変化を喜びにして、次の変化に挑んでいく。看護の内容自体が大きく変わったわけではありません。**ネガティブな捉え方をポジティブにするだけで、見え方や関わり方が変わるのです。そして、結果が変わる**のです。看護師も私も、大切なことを学びました。

環境に左右されるのではなく、環境を左右するようになる――。

それは大きな行動ではなく〝小さな思い〟から始まるのです。

合わせ鏡

嫌だと思う相手は、実はあなたが嫌にさせているのかも

看護師も人間ですから、正直、「嫌だな」と思う患者さんもいます。でも本当は、こちらに問題があるのかもしれません。それに気づかせてくれた事例があります。

患者の名前は田中さん。その病院の〝常連さん〟でした。整形外科や内科など5〜6科を〝はしご〟しています。田中さんはどの科でも「私の番はまだなの」と催促《さいそく》してきます。さらには「先生、私、今日の注射はビタミンCでいいから」と、医師に命令までするため、看護師たちは嫌がり、目を合わせないようにしていました。

でも、それはよい状況ではありません。そこで私は、同じ科の6人の看護師に聞いてみたのです。「ねえ、田中さんの背景、誰か知ってる？」と。

カルテはとても分厚いので、かなり前から通院していることはわかります。なのに誰も彼女の背景を知らないのです。唯一、看護助手の一人が「私、知っています」と教えてくれました。

田中さんは戦争でご主人を亡くし、女手一つで男の子3人を育て、3人とも大学を卒業させた。だけどいまは一人暮らしで、寂しい人なのです、と。

そこで私は、看護師たちにそれを話し、日誌をつくろうと提案をしました。

「田中さんと話をして、どんな人なのか、知ったことを書いてみない？」と。

効果はすぐに出ました。看護師の態度が変わり始めたのです。田中さんと目が合わないようにしていた看護師たちが「今日はまだこないわね」と待つようになり、彼女の姿を見つけると、笑顔で話しかけるようになったのです。

「田中さん日誌」に少しずつ情報が集まってくると、同居していた長男夫人との関係がよくないこともわかってきました。そこで私は「田中さん少し時間をくださる？」ともちかけ、病院の談話室で話をしたのです。

田中さんは、過去の苦労話を訥々《とつとつ》と語ります。そして、涙がとめどもなくあふれるのでした。最後は、お嫁さんに意地悪されたことまで明かしてくれました。

それからは、田中さんはウソみたいに〝いい患者さん〟に変わりました。つまり、田中さんは嫌な患者さんだったのではなく、嫌な患者さんにさせていたのは看護師の方だったのです。

「相手の態度は、自分の心の鏡」なのですね。自分が心を開かなかったから、相手も心を閉ざし、強固な態度になっていたのです。

命の輝き

生きていればお役に立てる。生きているってすばらしい

「生・老・病・死」は人生の共通の大きな出来事です。お釈迦様は、それを避けることができない根源的な苦しみと捉えました。私も患者さんを通じて、その苦しみに接してきました。そんな中で「なぜ人は生きるのか」という問いを、おのずとくり返してきたように思います。

私の手元に、人が生きていることの意味について、深く考えさせられた新聞の切り抜きがあります。もう45年も前のものですが、多くの看護師や学生たちに、この記事を紹介し、人間の生きる意味と価値について語ってきました。

埼玉県に住む32歳の主婦・原田牧子さんという方が書かれた「ある脳外科病棟

での体験」という投稿です（『毎日新聞』1978年11月4日）。

要約して紹介させていただきます。

原田さんは、6歳の娘さんが入院され、その付き添《そ》いをする中で「人生の見方さえ変えてしまう経験をした」と言います。それは、次のような経験です。

「隣のベッドには、いわゆる〝植物状態〟の女性がいて、ご主人が傍《かたわ》らから見ても頭が下がるほどの手厚い看病をされています。毎朝、もの言わぬ妻のそばで名前を呼び、それから出勤していくのです」と。

あるとき、そのご主人が、原田さんにこう言ったそうです。

「なんの反応がなくても、病院に行けば妻に逢えると思うと張りが出る。生きているってすばらしいですね」と。

原田さんは、そのときの思いをこう書かれています。

「私はハッとした。安楽死とか尊厳死とか言われる昨今、人としての生き方を考えずにはいられなかった」と。

男性の妻は、ものも言わず目も開けません。〝ただ生きている〟という状態です。でもこれが、一人の男性の生きる張り合いになっているのです。

それどころか、このことが原田さんの人生観を根本から変え、新聞記者の心を動かして記事になった。それが私の心も動かし、この話を聞く多くの看護師や学生にも、人間の生きる意味と価値について、深く考えさせているのです。

病室の片隅のベッドで、愛する人の声にも、医療の刺激にも反応せず〝ただ生きている〟だけの存在に見えるこの妻は、多くの人に〝生きていることの素晴らしさ〟を教えているのです。

人間は、生きている限り、誰かに影響を与えられるのだ。だから、生ある限り、命をまっとうしなくてはいけないのだ——。

私は45年前のこの記事を読むたびに、心にそう言い聞かせます。そして私たち看護師は、その生命を輝かせなければならないのだ、と決意を新たにするのです。

特効薬

病気にも意味はある。屈服しないで生きる母親の話

病気を悪と捉えて、健康と対比する考え方があります。でも私は、病気を悪と決めつけるのは、正しくないと思うのです。

生まれつき病弱な人もいますし、生涯、病気や障害を抱えながら生きる人もいます。これが悪となったら、その人は一生不幸ということになってしまいます。

そんなことはありませんよね。だから私は、病気を悪とは捉えたくないのです。

それに、健康だった人が急死することだってありますから。こうなると、どこまでが本当に健康と言えるかもわかりません。

「病気か、健康か」に強くこだわると「障害は悪。だから産む前に死なせちゃ

え」という身勝手な考えや、遺伝子操作の問題も起きてきます。私はやはり、それはおかしいと思います。根本の捉え方が間違っていると思うのです。

大事なのは、病気でも障害でも、屈服しないことです。

ある若い母親の言葉が、今も耳に残っています。彼女の愛児・尚ちゃんは再生不良性貧血で度重なる出血をし、入院をくり返していました。でも、この若い母は決して屈しませんでした。あるとき、私にこう言ったのです。

「先生から『もうダメです』『あと何か月です』と宣告されても、明日、この病気を治す特効薬が生まれるかもしれないでしょう。だから今日一日が大切なの」

と。

尚ちゃんの幼い命は尽きてしまいましたが、母の思いは私の中に生きていて、今も強く語りかけてきます。

「どんなに重症でも、生命への希望を決して捨ててはならない」と。

深い
悲しみ

慰めの言葉は無力です。黙って寄り添うしかありません

人が亡くなることは、とても悲しいことです。中でも、我が子を亡くすことには、深い悲しみが伴います。その悲しみは、自分が棺桶に入るまでもち続けるしかないのでしょうね。これは20歳で逝った息子を思う私の実感です。

人様は慰めの言葉をかけてくださいますが、正直、どんなに慰められても、それは慰めになりません。息子が亡くなったのは私が47歳のときです。すでに40年以上が過ぎましたが、悲しみは癒《い》えません。悲しみに時効はないのだと思います。

２０１１年に東日本大震災があり、私は看護チームを組んで現地に行きました。81歳のときです。身内の方を亡くされた被災者の方たちに「大変でしたね」と言

うと、「あなたなんかにわからないわよ」とよく言われました。心の中では「私も息子を亡くしてるのよ」と言いたいのですが、言ったところでその人の辛さは変わりません。黙ってそばにいるしかないのです。そばにいるだけで、人の温度は伝わります。それだけで、いいのだと思います。

私は、息子を亡くしたときに「お子さん何人でした？」と聞かれました。「二人です」と答えると「じゃあ、よかったですね」と言われました。数ではないのです。5人いようと10人いようと、一人一人の命が大事なのです。その方は、私を慰めようとして言ってくださったのでしょうが、心臓に針が刺さった感じがしました。

言葉はナイフのように心をえぐります。そして、その傷は消えません。

以来、私は言葉には慎重になりました。言った後に**「しまった」と後悔することもありますが、そんなときはすぐに謝ります。でも、一度口から出た言葉は元に戻りませんから、やはり軽率な言動は慎むべきだ**と思うのです。

固定観念

想像力が欠如すると人の心はかたくなります

もしかしたら、いま、世の中全体に、想像力が欠けてきているのかもしれません。

看護では、人の気持ちを想像することが、とても大事です。へんな決めつけをしては、絶対にいけないわけですから。その人の置かれている状況、状態を、自分の身に置き換えられる人には、やはり患者さんも安心して心身を預けてくださいます。

看護学生の例ですが、こんなことがありました。仮に吉田さんとしましょう。

学生の吉田さんは、看護実習に行った際、先輩ナースから「あの人は1日50

0ccの水を飲まなければならないのだけど、なかなか飲まなくて困っているの。あなたが担当だから、ちゃんと飲ませてね」と難しい役割を与えられてしまいました。

患者さんの様子を見に行くと、水の入った瓶には500ccの目盛りがありますが、まったく減っていません。そのとき吉田さんは、患者さんのベッド脇の床頭台に目が留まりました。茶渋の付いたお茶碗と急須が置かれていたのです。

「お茶、飲みますか？」と吉田さんは声をかけました。すると患者さんは驚いたように、「え、いいんですか？　お茶なんて入院してから1回も淹《い》れてもらったことないけど、私、お茶が大好きなんです」と言います。

吉田さんがお茶碗を洗い、急須でお茶を淹れてあげると、うれしそうに飲まれました。それ以降、患者さんは楽しくお茶を飲むようになり、1日水分500ccはなんなくクリアできました。

それまでは、薬の空き瓶に500ccの目盛りを付けて使っていました。これでは飲み水という感じがしませんよね。吉田さんは学生でしたが、患者さんの気持ちを想像できたわけです。現役ナースは「とにかく水分５００ccを飲んでもらう」という固定観念に囚われていて「なぜ患者さんが飲もうとしなかったのか？」についての想像力が欠けていました。ところが、経験の少ない吉田さんは自分の身に置き換えて、柔軟に発想できたのです。

人間は環境に順応して生きられます。それは人間の素晴らしさの一つですが、慣れ過ぎれば、大事なことを見逃してしまうのではないでしょうか。

気と心

「一日一知」と言うけれど私の場合は「一分一知」です

現代は情報にあふれ、誰もが〝知ったつもり〟になっているのかもしれません。

でも「知る」と「わかる」は違います。さらに「わかる」と「できる」も違います。

そして今の若い人には「できる」という身体的な感覚が圧倒的に不足していると思います。そして、このことが〝心の空虚さ〟につながっているとも思うのです。

そしてこれは、どの世界にも共通することだと思うのです。

もちろん「知る」を否定するわけではありません。「知るはできるの第一歩」

です。実際、私は大のつく「知りたがり屋」で、「一日一知」どころか、「一分一知」というほどなのです。

そんな私を見て、口の悪い人は「あの歳で勉強して何になる」とか「学んだことは墓場にもって行けないよ」などと言います。でも、息を引き取る瞬間まで、私の知りたがりは続くと思います。棺桶に入るときでさえ「ああ、死ぬってこんな感じなのね」と思うのではないかしら。

実は、昨年から合気道を始めました。ＮＨＫの番組で見て興味をもち、「年齢的にどうかな」と一瞬だけ躊躇《ちゅうちょ》しましたが、親しい友人のすすめもあって心身統一合氣道会の藤平信一先生の門を叩きました。実際に習ってみると、看護に応用できることが多くて驚きました。

たとえば「気」と「心」の関係もそうです。心は一度に一人にしか向けられませんが、気は全体に向けられます。大部屋に入ったときに、目の前の患者さんに心を向けて対応しながら、端のベッドの患者さんにも気を向けられなければなりません。

　また、気が人に伝わる仕組みも認識できました。たとえば**ナースコールを受け「またかあ」と思って患者さんのもとに行くと、その心の状態が伝わってしまうことを不思議に思っていました。でもそれは、気を通して伝わっていた**のだとわかったのです。

　これはほんの一例ですが、合気道の教えを、看護に役立てたいと考えています。「看護に役立つことがあれば何でも盗む」という思いで、お稽古をしているのです。まだ初心者で「知る」段階ですが、これから「できる」になり、さらには「身につく」までになりたいと思っています。

3章

人はなぜ病気になるのか？

長寿社会

生命力の消耗を最小限に抑える。大切な看護の役割です

医学の進歩や医療技術の高度化によって、治らなかった病気が治るようになりました。おかげで日本人の寿命は延び、男性が81・４７歳、女性が87・５７歳に。世界でも屈指の長寿国であることは、みなさんもご存じでしょう。

長寿の社会はとても喜ばしいことです。でも、最近の医療のあり方は、手放しで喜べません。人間が本来もつ「治る力」を、忘れているように思うからです。

長生きの人が増える一方で、治る力や生命力が弱まり、人間としての輝きを十分に発揮できないまま、人生を終わらせている人も増えているような気がします。

こんなことを言うと、大きな反論がくるかもしれませんが、あえて書きますね。

私は、いまの入院患者は6割減らせる、と思っています。ただし、それは〝看護の力が正しく発揮されれば〟という条件付きです。

みなさんにも経験があると思いますが、毎日、あたり前のようにやっていた習慣が、病気やケガ、加齢等によってできなくなるのは、とても辛いですよね？1週間くらいならまだしも、長引けば、それだけダメージも大きくなります。

すると、治る力が発揮できなくなってしまうのです。

そうならないように、看護師がいるわけです。看護の本来の役目は、患者さんの生命力の消耗を最小限に抑え、治る力を引き出すことにあります。

そのために、**身の回りを整えてリラックスしてもらったり、あたり前のようにしていた生活習慣を続けられるようケアしたりするわけですが、医療の高度化や看護の専門化に伴い、そうした看護の大切な役目が後回しにされつつある**のが現状です。

東日本
大震災

日々の営みができないと人は病気になります

人間らしく生きていくための営みは、大きく分けて二つあります。

一つは、それが欠ければ健康を脅《おびや》かし、命にまで影響しかねないものです。

「食べる」「眠る」「動く（働く）」「排泄する」「休む」「体をきれいに保つ」「身の回りを整える」などがそれに当たります。

もう一つは、生きる活力となるものです。「コミュニケーションをとる」「学ぶ」「遊ぶ」「趣味に興じる」「誰かの役に立つ」などです。

どれも日常的にやっていることばかりですね？

子どもの頃から、家族のやり方を見て覚えたり、しつけられたりして習慣となり、それを続けることがあたり前になっています。人間らしく生きていくための習慣です。

ところが、これができなくなることがあります。

たとえば、病気やケガ、加齢、災害などがそれに当てはまります。

すると、どうなるか？

生命力や治る力が弱まってしまうのです。

看護師として私は長年、それを間近で見てきましたが、医療の現場だけでなく、被災地でも、実はこれと同じことを体験しました。２０１１年の東日本大震災で、私は看護チームを率いて、被災地に向かったのです。私たち看護スタッフが避難所に行くと、そこには昨日まであたり前にしていた生活を奪われ、不自由な暮らしを強いられている人々があふれていました。

毎朝、普通に食べていた食事は出てきません。ゆっくり眠れる場所もない。顔も口も洗えない。トイレは雪を溶かして流すのが精一杯です。プライバシーも保たれない状態が、何日どころか、何週間も続いているのです。

その結果**「食べられない」「眠れない」「動けない」という人が続出しました。不調を訴える人や、病気になる人が、日に日に増えていったのです。**

人間としてあたり前の営みができないと、生命の輝きは失われ、生命力や治る力も奪われていくのだということを、私は改めて思い知ることになったのです。

あたり前の生活

治る力を引き出す看護の力。誰もが体の中にもっています

みなさんも、ちょっとした体の不調や不具合で「食べたくない」「気力が湧かない」と日々の営みが崩れた経験があると思います。

私たち看護師は、大病や手術、加齢などにより、日々の営みを阻害された方たちのお世話をしています。患者さんにとって習慣的な行動ができないことは、大きな苦痛です。ときとしてそれは、病気そのものよりも辛いことがあるのです。入院したことのある人は、あたり前の生活ができない辛さを知っているでしょう。食事はおろか、洗面や着替えもうまくできない。ベッドの上で排泄し、それを交換してもらうときの切なさは言葉には表しづらいかもしれません。

だからこそ、看護が必要です。看護師が身に付けている「看護の力」は、医師の手術や投薬のような〝外部からの強硬な働きかけ〟ではなく〝内面的で自発的な働きかけ〟です。病気や高齢などで、ごくあたり前の日常的な営みをうまくできなくなった患者さんが、それまでと同じにできるようケアしてあげること。それによって、人間に備わっている生命力が高まり、治る力が発揮されます。さらに、病気と闘う気力も湧き出てくるのです。

なぜ、私が一般の方に向けたこの本で「看護の力」についてお話しするのか？

それは、**みなさん一人一人の中にある看護の力に気づいてほしいからです。私たちは誰もが、体の中に「治る力」を備えていて、それは自分で引き出すことができます。**ところが、昨今では、それを忘れ、自らの治る力を抑えつけてしまっている傾向がみられるのです。

温熱刺激

医者や薬への過度の依存が人間の治る力を弱めています

こんなことがありました。

近くに住む姪っ子が、生後3か月の赤ちゃんを抱き「助けて」とやってきました。

どうしたの？　と聞くと「この子が泣き止まないの。うんちも出ないし、おっぱいも飲もうとしない。もう3日も」と、泣きそうな顔です。

私は「あら、たいへんね。でも大丈夫よ」とひとまず安心させてから、赤ちゃんを抱き取りました。そして「このタオルハンカチにポットの熱湯をかけて、軽くしぼって」と頼みました。私は、人肌より少し熱めの温度になったハンカチを二つ折りにして、おむつカバーのおしり側に差し込みました。赤ちゃんは泣き止み、寝息を立て始めました。

「ちょっと様子を見たら？」と言うと、姪は「うん」と不安そうに返事をし、帰っていきました。そして、およそ一時間後、興奮した声で、電話がかかってきました。

「どばっと出た！　真っ黄色なうんちが……どうしてなの？　魔法みたい」

「魔法ではないのよ。これが看護の力なの」

私がやったのは、赤ちゃん自身の「治る力」を引き出す方法です。温熱刺激によって腸の働きを促したのです。教科書には載っていませんが、30年以上前から看護師たちがやってきた実践法です。

近年では、その根拠も明らかにされてきました。もちろん、赤ちゃんだけでなく、誰にでも効果があります。

このように、人間には〝自ら治る力〟が備わっています。それなのに、昨今は、なんでもかんでも、お医者さんや薬に頼ってしまいがちです。ちょっと具合が悪いと病院に行き、薬をもらう、ということがあたり前になっています。

それは、**自分がもっている「治る力」にフタをしてしまう行為とも言えます。もっと、自身に宿る生命力を信じたらいいのに……。人間の生命力の偉大さを知る私としては、もったいないなあと思う**のです。

小さな習慣をつみ重ねて生きる。ふつうの生活が長寿の近道です

「命をまっとうする」ということは、ただ生きて寿命を延ばすことではなく、死の瞬間まで自分らしく生きること——。私は、そのように思っています。できるなら「お先におやすみなさい」と、隣の寝室に行くようにして死んでいきたい。だけど、それは難しいでしょうね。最後の10日から1か月くらいは、どうしてもベッドに横たわった状態になりがちですから。

でも、寿命の途中で死ぬことだけはやっぱり避けたいし、みなさんにも避けてほしいのです。小児科の看護師の頃には、生きたくても生きられなかった子や、悲しみに暮れるご家族を間近で見てきました。私の長男は20歳のときに事故で亡

くなりました。その時の悲しみは数十年後の今も続いています。だから余計に、命をまっとうすることに、強い思いがあるのかもしれません。

では、どうしたら生命をまっとうして、最後まで自分らしく生きられるのか？

その答えこそが、まさに「小さなことのつみ重ね」なのです。

どんなことをつみ重ねるのか？

それは、みなさんが日々、あたり前にやっている習慣です。

基本は、まず食べること。そして、よく眠り、よく働く（動く）ことです。

加えて、排便・排尿、入浴、お掃除などの習慣も、とても重要です。

生活習慣は、幼い頃からの条件反射によって身についたもので、これを日々、あたり前のように続けることで、心身はリラックスできます。そして、この心身のリラックスが、生命力や治る力を引き出す重要なカギとなるからです。

日々の生活習慣こそ、生命力や治る力につながる〝命の根源〟――。

これは長年、看護師をしてきた私の実感であり、信念とも言えるものです。

動的な回転

〝生きている実感〟がないと人間は明日への気力を失います

たとえば、食事のできない患者さんがいます。すると医師は「病気だから食べられない」という診《み》方《かた》をします。そして、症状を改善するために治療をします。

でも、ここには大切な視点が欠落しています。

なぜ、食べられないのか。どうやったら食べられるのか？

それを考えるのが、看護です。

「どのようなものだったら、どのようにしてあげたら、食べられるだろうか？」

「ひょっとしたら、おなかが空《す》いていないのではないか？」

「そもそも、なぜ食べたくないのか？」と。

医師たちは「口から食べる方法」を考える前に、直接胃に栄養を送る胃《い》瘻《ろう》や、点滴による栄養補給などの医療を選択しがちです。

医師だけでなく看護師も、患者さんがまったく食べていないのに、平然とお膳を下げるケースも見られます。本来の、患者サイドに立った医療がなされていないのです。

もちろん、こうした医療でも命は保たれています。けれども、人間として生きている実感はどうなのでしょうか？

人間にとって、食事は生きる喜びです。自分の口に入れて嚙み、舌で味わい、飲み込んで「ああ、おいしい」となる。そこから「よし、明日もがんばろう」と気力のようなものも湧いてくるのです。

太平洋戦争中の食糧難の時代、母たちは、配給の乏しい材料でいかに空腹を満たすかに頭を悩ませました。当時は少女だった私も、学校帰りに友人たちと「道端のエノコログサの小さな実から粉が取れないかしら？」と真剣に話したものです。

そんなある日、ご近所で生まれた赤ちゃんが続けて亡くなりました。お母さんたちは、戦火のストレスと栄養不足で母乳が出なかったのです。ミルクも手に入らず、大豆をすりつぶした汁では、赤ちゃんも生き延びることができませんでした。「食べなければ飢えて死ぬ」ことを深く印象付けられました。

まさに、生きることは食べることなのです。

人間以外の生物は、本能的に個体維持と種の保存のために、自然界の食物を探し求めて生きています。いっぽう、私たち人間の祖先たちは、食べ物がなくなったら飢えて死ぬことを体験し、自然に依存して生きることの限界を知りました。そこで、栽培や飼育によって食物の種類や量を増やし、加工・調理をして食べられる食物の範囲を広げたのです。

生物学者の福岡伸一さんはこう言います。

「私たちの身体は絶え間なく刷新されつつ動いていて、その動的な回転を止めないために食べ続ける。この動的回転が、すなわち生きていることだ」と。

さらに、料理研究家の辰巳芳子さんは、こう言います。

「いのちは、より深く広く。魂そのものを含み〝ヒト〟を〝人〟にすることを可能にする」と。

つまり人間は、まず生理的に「生きている」ことが前提にあり、そのうえで個別の人格をもった存在として「生きていく」のです。

人間らしい食事とは、空腹を満たし栄養補給をするだけのものではありません。〝その人らしい生き方〟や人間関係にも深く関係しています。また、社会的、文化的な要素も色濃く含まれています。

「生きることは食べること」。そして「食べることは生きること」なのです。

流動食

舌で味わい、飲み込む。これだけで症状が改善する人もいます

消化器の手術後、口から食べることも飲むことも禁じられて胃瘻から濃厚な流動食を注入していた山田さんの話をします。

山田さんは高齢で、幻覚や幻視が現れ、食事の時間帯には裸で廊下に飛び出すなどの異常行動も見られました。口から食べられない日が続き、不安やイラ立ちが高じていたのです。下痢も続き、全身症状も悪化していました。

そんな中で、山田さんを受け持っていた学生の加藤さんが、ある提案をしました。

「味わうことだけでもできませんかね?」と。

そこで、乳酸菌飲料でのうがいを試すことになりました。すると、山田さんは「まるで生き返ったみたいだ！」と喜ばれました。しかし、長続きはしませんでした。山田さんは「飲み込めないなんて人間の姿ではない」と怒り始めたのです。

学生の加藤さんは、新たな方法を考えました。「口から飲んだものを体外に誘導したらどうかしら？」と。山田さんのおなかの上のほうに、分泌物を体外に排出させるための食道瘻があることに目を向けたのです。

食べたものが胃に送られる前に、その穴から出してしまったらどうかと考え、小さな袋をその穴の入り口に貼り付ける方法です。主治医もこれに賛同し、実践されました。

1か月ぶりに口から飲むことができた山田さんの喜びようは、想像以上でした。

「こんなにお茶や重湯がおいしかったとは」と涙ながらに語ったのです。

山田さんの胃瘻による栄養補給はそのまま続けられ、並行して、口からも重湯やみそ汁を飲み込み、それを食道から外に取り出す、という方法が行われました。

これにより、山田さんの下痢は止まり、生きる気力を取り戻していったのです。

山田さんは、退院後は自宅で穏やかに余生を過ごされました。

飲食物が栄養として吸収されなくても、舌で味わい、のどを通過しただけで、全身状態が改善し、山田さんは本来の人格に戻れたのです。

死なせないで

一人で生きている。そんなふうに思わないで

ある看護師から聞いた話です。彼女は長年、血液疾患の病棟で働き、なかでも白血病の看護を中心にしていました。ご存じと思いますが、白血病はかつて「予後不良の病」と言われていました。つまり、死を避けられない病気です。しかし、医学の進歩により、延命できるようになりました。

それには強い治療が必要で、乗り越えるには本人の心身のがんばりと、家族や医師、看護師の手厚いケアが欠かせません。彼女は「看護は、瞬間瞬間が勝負なの」と言います。

その彼女が、ひとりの少女の最期について、泣きながら話してくれました。

少女の名前は悦ちゃん。化学療法で寛解しながら、入退院をくり返していました。寛解とは、症状が一時的に軽減したり、消えたように見える状態です。

悦ちゃんはとても我慢強い子ですが、いよいよ悪化し、酸素テントの中で治療を受けるようになりました。そしてある日、主治医が病室に入ってくるのを待っていたかのように、ガバッとテントをめくると、顔を出し、大きな目を開いて叫びました。

「悦ちゃんを死なせないで！　悦ちゃんを助けて！」と。

そばにいた看護師の彼女は、居たたまれない気持ちになったそうです。でも、悦ちゃんは、続けて意外なことを言ったのです。

「先生！　悦ちゃんが死んだら、他の患者さんどうなるの？　もし私が死んだら……、血液外来に通っている中でいちばん若い私が死んだら……、他の患者さんががっかりしちゃうでしょ。ここで悦ちゃんを死なせたらだめ！」と。

悦ちゃんは、同じ病気をもつ人たちと顔見知りになり、友だちになっていました。悦ちゃんの病室には、その人たちが頻繁《ひんぱん》にお見舞いに訪れるのです。

自分の**生命は自分だけのものではない。同じ病気をもつ人たちのためにも、自分は生きなければならない。**悦ちゃんはそう思ったのでしょう。

結局、悦ちゃんは死んでしまいましたが、このとき教えられたことは本当に忘れられない、と彼女は涙をボロボロ流しながら、話してくれたのです。

赤ちゃん

〝生きていること〟と〝生きていくこと〟は違います

人の生死にかかわり、そのなかで強く思ってきたのは〝生きていること〟と〝生きていくこと〟は違う、ということです。

以前「生命の大切さ」について、小学生の高学年とそのお母さんたちに講演したことがあります。生命の大切さは、誰もがわかっていると思いますが、多感な時期を迎えた少年少女に、あえて問いかけてみたのです。そのときの原稿が手元に残っていたので、ここに引用させていただきます。

「みなさんは、赤ちゃんを見たことがありますか？

みなさんのおうちに、赤ちゃんはいますか？

赤ちゃんは、小さくてかわいいですね。抱っこしていると赤ちゃんの匂いがして、その瞳は、なにも意地悪なことを知らない、澄みきった瞳です。

先日、久しぶりに赤ちゃんを抱っこしました。その日一日何かとても気分がよくて、あんなに小さな赤ちゃんから大きなエネルギーをもらった気がしました。

あのように小さな赤ちゃんも人間です。人間は生物、つまり生命のある存在です。生命は誰からもらったのでしょう？

それは、ご両親からですね。自分ではまったく知らないうちに、この世に生まれて『〇〇さんちの赤ちゃん』として生まれてきたのです。

たったひとつしかない、かけがえのない命をもらったのですから、大切にしたいですね。品物は、もしそれを失っても、それが高価なものであっても、それに相応《ふさわ》しいお金を出したら、手に入れることは可能です。

でも、生命だけは一回限りのもの。本当に大切にしなければなりません。

ところが、その**生命も、事故や病気で脅かされることもあります。そして、人間は誰でも寿命があって、年をとって高齢になると、やがて死を迎えます。**

私は、長いこと看護師を続けてきました。みなさんも、風邪をひいたり、おなかが痛くなったり、ケガをしたりして、お医者さんにかかったことがあると思います。

私はこれまで、たくさんのご病人と出会い、たくさんのことを学んできました。その中で、いちばん大きな学びは『生命を大切にすること』だと思っています」

見えないもの

あなたは今、生きていますか。その証明はどこにありますか？

小学生にした話を続けます。

「どんな重い病気でも、いまの医学では決して治らないとわかっている病気でも、最後の最後まで決してあきらめてはいけません。実際、私は『絶対に助からない』と言われた人が元気になっていく様子を、何度も目にしています。

どんなに小さく幼い生命も、どんなに長生きをされたお年寄りの生命も、かけがえのないたった一つの生命です。

みなさんはいま生きていますか？　生きているという証拠はどこにあります

か？

もし、心臓が動いていなかったら、もし呼吸をしていなかったら、生きているとは言えませんね。

でも、お隣のお友だちは、本当に生きているかしら。

笑っているから生きているのかしら。

実は、生きているというありさまは、外からは見ることができないのです。

体全体に24時間、昼も夜も血液を送り続けている心臓は、みなさんの年齢だったら、1分間に80回前後はポンプを押し出しています。

呼吸も同じです。呼吸の数は1分間に20回前後です。自分で速くしたり遅くしたり、少しの時間だったら止めることもできるでしょう。でも、息を吸い、吐くだけでは、本当の呼吸とは言えません。肺で、酸素と二酸化炭素を交換して、初めて呼吸をしていると言えるのです。このガス交換の状態も外からは見えませんね。

お昼に食べたものは、胃で消化をされていることでしょう。腸では、朝食べたものがいろいろな栄養素に分解されて、吸収が始まっていることでしょう。

こうした体の中の働きのすべてが『人間が生きていること』を証明するのですが、残念ながら、外からは誰も見ることはできません。この働きを命令しているのは、頭の中のいちばん奥深くにある脳幹という場所と、背骨の中を通っている脊髄です。

でも人間は、それだけでは**〝人間として生きている〟とは言えません。他の動物とは違った〝人間らしく生きていく〟ことが大切**なのです」

死の瞬間まで

人間らしく暮らすこと。習慣があなたの生命を輝かせます

「では〝人間らしく生きていく〟とは、どのようなことを言うのでしょうか？

みなさんは、ご飯を食べるときに手《て》掴《づか》みでは食べませんね。お箸《はし》やフォークを使うでしょ。これは誰に教えていただいたのでしょうか。

幼い頃のことを覚えているかしら？『お外から帰ったら手を洗うのよ。トイレを済ませたら手を洗うのよ。ご飯の前には手をきれいにしましょう』と、お母さんやおうちの方から言われて。でも、最初からうまく手を洗えたわけではなかったわね。水道のお水が流れるのが面白くて、洋服や流しの周りをびしょびしょにしたり、一所懸命に洗ったのに、指の間がまだ汚れていたりして。

でも、こうしたことを毎日毎日くり返しているうちに、いつのまにか、それが習慣になってしまって、外から帰ったりご飯を食べる前には、言われなくても手を洗おうということになったでしょ。

朝起きて顔を洗う、歯を磨く、学校に行く前にトイレは済ませるなど、みなさんの習慣は、そのやり方も順番も、お友だちとは違うかもしれないけれど、一人一人、自分のやり方が身についているはずです。

これはみなさんの脳の学習の結果です。それをすると気持ちがいい、しないと気持ちが悪い。こうした習慣は、私たちが人間らしく生きるためには欠かせないのです」

私は小学生とお母さんたちに、こんな話をしました。

私たちは、ただ生きているわけではありません。死の瞬間まで、自分らしく生きていくことが、本当に「生きている」ことなのだと思います。

その根幹となるのが、日々、あたり前にやっている習慣です。

「毎日の暮らしをあたり前のようにする」なんて言うと、多くの人は「そりゃそうでしょ」と、軽く聞き流してしまいます。でも、このあたり前の習慣を続けることが、本当の意味での〝長寿〟につながっていきます。

「○○をすると健康になれる」とか「○○だけすればいい」という情報が、世間にはあふれていますが、私はちょっと懐疑的です。たしかにそれは、健康の一助にはなるのかもしれませんが、それだけで長寿になることはあり得ないと思うからです。

世の中には病気やケガなどで、生きたくても生きられない人が大勢います。でも、寿命の途中で死ぬことだけは、やっぱり避けたい。

そのためにも、あたり前ではありますが、日々の小さな習慣をつみ重ねていくことが大事なのです。

今日できたことを、明日もする。明日できたことを明後日もする。

そうやって、**一日一日を重ねていった先にしか長寿は訪れません。今の一瞬、今日という一日を、自分らしく暮らすことが、生をまっとうすることになる**のです。

これが、生の喜びも死の悲しみも、間近で見てきた私の率直な思いです。

4章

手をあてて、心を想う

大切にされない命

人間はいつか死ぬ。でも生ある限りあきらめない

交通事故で死を宣告された、19歳の少女（メイコさん）とご家族の話です。彼女は看護短期大学の学生で、病院のＩＣＵ（集中治療室）に搬送されたときは、身動き一つせず、口からは泡を吹き出していました。医師は宣告します。

「もう脳は死んでいます。たとえ命は助かっても、意識は戻りません」と。

母親は「いま死んだほうがメイコにとって幸せではないのだろうか」という思いの一方で、「親の命と引き換えにしても助けたい」という強い気持ちをもって介護していました。

そしてある日、父親の声に微《かす》かに反応した娘さんを見て「メイコは助かる」と

の思いを強くしたのです。しかしメイコさんは、命の危機からは脱したものの意識は戻りません。母は娘の脳を刺激し続けました。一方的に話しかけ、熱湯に浸したタオルで一日に三回体を拭き、手足を曲げて伸ばし、手首足首をぐるぐる回す。一時間ごとに体の向きも変えました。

母の手厚いケアが通じたのでしょう。45日目には意識が回復したのです。

その後、メイコさんはサインペンで文字を書き、気管切開孔《こう》を指で塞いで発音し、家族でコミュニケーションができるようになりました。そしてとうとう、歩いて退院する状態にまでなったのです。

娘の可能性を信じながら祈りを込めてケアをし続けた母の思いと共に、メイコさん自身の生命力と治る力の強さを感じないわけにはいきません。

長年の看護で出会った人々の生きる姿に、私は、無条件で命を肯定するようになっていきました。

人間はいつか死ぬ、ということは重々承知していながらもなお〝生命の積極的肯定〟という立場を、私は貫いています。

ところが社会では「命の尊さ」を口にしながら〝大切にされない命〟があります。

少子化対策と言いながら、**２０２０年度には14万を超える命が人工妊娠中絶によって絶たれています。さらに虐待などにより、この瞬間も、脅かされている命もある**のです。

支え、支えられ

自死なんてもってのほか。天寿をまっとうして欲しい

若い人と話していると、よく「パッと死ねたらいい」とか「自分で望んで生まれたわけじゃない」などと言う人がいます。事実、毎年、２万人をはるかに超える人が、自ら命を絶っています。

２０２１年には、19歳までの少年少女が６７１人、20代が２５７７人、30代２６２０人、40代３７２１人、50代３７８５人、60代２５７８人、70代２８５０人、80代以上２０３６人の方が自死をしているのです。

どんなに辛いことがあったのか。どれほど辛かったのか。その辛さは他人がわかるものではありません。しかしながら、やはり残念でなりません。

人がこの世にいったん生まれたからには、人々とのつながりの中で生き、生活しています。自分だけが、好きなように生きていけるわけではありません。自分を産んでくれた親はもちろんのこと、大きく成長するまでには、実に多くの人々に支えられて生きてきたのです。そして、自分自身も多くの人々に影響を与えながら生きているのです。そのことを、私たちは忘れてはならないと思います。

患者さんは、苦痛に直面し、逃げたくても逃げられない現実の中で生きています。だからこそ、**私たち看護師は、どうすれば苦痛を最小にできるか、生きる力を引き出せるかを真剣に考え、実践しています。**

私は、その代表として、みなさんに、命の重さを伝えなければならないと思っています。重い話を例に出しましたが、一つの命は多くの人のつながりの中にあることを、改めて考えてほしいと思います。

リラックス

気持ちよいケアをすると相手は心を開いてくれます

人は、他者とつながらずには生きていけないと書きましたが、そこには悩みも生まれます。アドラー心理学で知られるアルフレッド・アドラー氏は「すべての悩みは対人関係の悩みである」と言ったとか。〝すべて〟かどうかはさておき、対人関係で悩む人が多いのは事実でしょう。

人間関係の悩みについても、看護の視点からアドバイスできることがある、と思っています。

何度か例を交えてお話ししていますが、看護師という仕事は、好むと好まざるとにかかわらず、人の死や苦痛に直面します。どんな場合にも、患者さんがその人らしく生きられるよう、援助するのが看護師の役割。私たちが培《つちか》ったケアの精神や実践には、人間関係を良好にするヒントが詰まっていると思うのです。

たとえば、一つは、気持ちのいいケアをするということです。

そのためには、患者さんからの情報収集が欠かせません。具合はどうか、困っていることはないかを知ることで、より正確で行き届いたケアができますから。でも「具合はいかがですか？」と聞いても、答えてくれない人がいます。こんなときは、患者さんに寄り添い、背中に温かいタオルをあてたり、手をマッサージしたりします。すると、少しずつ心を開き、受け入れてくれるようになるのです。

手を始めとする肌が触れ合う効用については、とても大切なことなので、後ほど詳しく書きたいと思います。

気持ちのいいケアをすると、苦い顔で沈黙していた患者さんが饒舌《じょうぜつ》になったりします。また、予後の状態が改善するケースも少なくありません。看護師に対してリラックスして心と体を預けてくれることで、治る力は高まり、回復も早まるのです。

このような看護師の実践法は、病院に限定されるものではありません。「相手を心地よくする」というのは、どんな関係においても共通すると思うのです。相手を心地よくさせるには、笑顔での会話もいいでしょう。相手に寄り添った温かい言葉がけも大切です。

コツは〝緊張させるのではなく、リラックスしてもらう〟こと——。

恐怖や脅《おび》えで人を縛るのは、もってのほかです。何よりも心がけたいのは、相手の心をゆるませること。すると自然に相手の心は開き、気持ちが通じてくるのです。

回復を願う

明るい会話、温かい会話を心がけていますか？

64歳の女性患者の話です。回盲部がんの再発で、大部屋に入院していた彼女は、腸閉そくをよく引き起こします。これを予防するため、下剤を服用し、しょっちゅう下痢をしていました。

トイレに行けず下《しも》の世話をしてもらうのは、患者さんからすると大きな苦痛です。ナースコールがあり、看護師が病室に行くと、彼女はその度に、「ごめんなさい。またなのよ」と、本当に申し訳なさそうに謝ります。心を閉ざした状態のため、体も緊張し、ますます腸は動かなくなっているのです。

ここで看護師に求められるのは、彼女の心をリラックスさせることです。担当の看護師は、トイレの処理をするために、ベッド脇のカーテンを引きながら、明るい調子で次のように言いました。

「ぜーんぜん、いいんですよ。ここはよく幕の閉まる人気歌手の舞台みたいですね。衣装替えして、次の曲に備えましょうか」

　患者さんは、この言葉に救われたように、「そうね。流行歌手みたいね」と、顔を輝かせました。こうなると、病室全体も明るくなります。隣の患者さんも「よくなったら歌ってね」とカーテン越しに励ましの声をかけ、病室は笑いに包まれたのです。

　もう一例、紹介します。

　35歳の女性患者です。胃がんの再発でした。この患者さんも腸閉そくを起こす危険がありました。

「こんなに何度も出ていいのかしら？　悪いわね、何度も」という患者さんに、看護師は優しく応じました。

看護師　「何度もお尻を拭かれると疲れるでしょう？」
患者　「そうね。でも、それよりも……しょっちゅうで悪いわ」
看護師　「あら、止まって出ない苦しさより、多少お尻がただれても、ちゃんと出てくれたほうがいいわよ。看護師はみんな、いつもそう話しているのよ」
患者　「そうね。止まるよりいいわね」

患者さんは、症状の回復を心から願っています。この看護師は、その思いに寄り添い、自分も回復を願っていることを言葉にして伝えたのです。これによって、何度も排泄の世話を頼まなければならない患者さんの気持ちは軽くなりました。

多くの人は、相手の不安をキャッチすることはできますが、それにどう対処していいかがわからない。でも、難しく考えることはありません。そこは看護師が得意としているところです。

重苦しい雰囲気のときには、明るく元気な声で応じること。これだけで、自然に、前向きで明るい言葉が出てきます。また、相手の気持ちに寄り添おうとするだけで、温かい言葉が出てくるものです。

相手の心をほぐしてあげよう——。まずはそう考えてみましょう。それだけでも、あなたの対応は変わり、相手の反応も変化してくると思います。

橋をかける

自尊心を尊重すると暴れる子どもも協力的になります

私は耳鼻科外来の看護師をしていたことがあります。耳鼻科の診療は鼻の中を覗《のぞ》いたり、綿棒を突っ込んだりするので、子どもは嫌がるのは当然ですね。わーわー泣いて大騒ぎをする子もいて、看護師は二人がかりで手足を押さえたりして、とても大変です。

暴れると、じっくり診察することや丁寧《ていねい》な治療ができなくなります。そこで、私が行ったのは〝心に橋をかける〟ということでした。

初診時には、お母さんに「すみませんが、お子さんとお話をさせてください」とお願いしてから、お喋りをします。こんなやりとりの他愛もない会話です。

私　「今日は誰ときたの？」
子ども　「ママときた」
私　「どうしてきたの？」
子ども　「お熱が出るから」
私　「そうなんだ。熱が出ると辛いね」
子ども　「帰りにアイス買ってくれるんだって」
　少し話すと気持ちもほぐれてくるのでしょう。会話がスムーズになってきます。
そうしたら、病気と関係のないことを話し、もう少し心の距離を縮めます。
私　「お友だち、なんていうお名前？」
子ども　「たっちゃんと、そらちゃん」
私　「好きなテレビとかある？」
子ども　「あるよ、仮面ライダー」
私　「かっこいいよね。おばちゃんも大好き！　今日ね、おばちゃんが〇〇くんのそばについていてあげるから、ひとりで座れるかな？」

子ども　「うん、すわれるよ」

私　「すごいね。じゃあ、お口を大きくあけてくれるかな？」

子ども　「うん、いいよ！　あーん」

こういう手順を踏むと、ほとんどの子は、大人しく診察させてくれます。それをしっかりとほめ、次につなげていくのです。

私　「〇〇くん、すごかったよ。一人で座れたね」

子ども　「うん！」

私　「〇〇くん、ケガしたことある？」

子ども　「あるよ」

私　「そうか、痛かったね。そのとき血が出た？　何色だった？」

子ども　「あか」

私　「なんで赤いのかな。調べてみようか」

子ども　「うん、いいよ」

私　「この注射器で調べるんだけど、大きいのと小さいの、どっちがいい？」

そう言いながら、１００ccと５ccの注射器を両方見せます。ほぼ全員の子どもが小さいほうを選びます。でも、こうすると一人で座っていられるし、痛がらないのです。自分で選んで採血することで自尊心が高まるのですね。

そして、診察後は「バイバイ」と笑いながら、胸をはって病院を後にします。どこか誇らしげで、こういう子は、次もちゃんと受診してくれるようになります。反対に、泣いて帰った子は、次回も怖くて、病院が嫌いになってしまいます。

力で押さえつけようとすれば、反発するのは当然です。「子どもだからできない」と頭ごなしに決めつければ、成長もしません。まずは、**こちらから話しかけ、相手の心に橋をかける。そのうえで相手を認め、やらせてみる。これは大人も子どもも関係なく、人間関係の基本だと思う**のです。

最後の食事

幼い子が教えてくれた
ひたむきに向き合うことの大切さ

私が看護師になりたての頃の話です。当時の小児科病棟は、付き添いなしで、36人の子どもを預かっていました。入院する子にとって、看護師は母親代わりです。

健ちゃんは、ウィルムス腫瘍《しゅよう》という難しい病気で入院してきました。食欲がまったくなく、元気もありません。その健ちゃんが、ある晩、夜勤をしている私に「おねえちゃん、卵のお粥《かゆ》をつくって」と珍しくおねだりしてきました。私はキッチンの戸棚にあった夕食のご飯を少量お鍋に入れてお粥をつくり、病室に運びました。すると「一緒に食べようよ」と言います。

しかし、病院のルールでは、看護師は病室での飲食が禁じられ、水も飲んではいけないと決められていました。「健ちゃんごめんね。看護婦さんは一緒に食べられないんだ。一人で食べられる？」と言うと、健ちゃんは悲しそうな目で「ぼく、いつもママと食べてたから。おねえちゃん一緒に食べて」と言います。私は新人でしたが、叱られるのを覚悟で一口食べました。すると健ちゃんも、うれしそうに食べてくれたのです。

お粥が健ちゃんの最後の食事となりました。もう70年以上も前のことですが、いまでも健ちゃんの顔が浮かびます。決まりは破りましたが、後悔はしていません。

もう一例、竹下クミちゃんという赤ちゃんの話もさせていただきます。

クミちゃんはミルクをまったく飲まず、栄養不良が心配でした。おなかがパンパンにふくらんで、静脈が浮き上がって見えます。先天性の巨大結腸症で、便が腸に溜まったまま出てこないのです。

私はふと「うんちが詰まっているのでは？」と思い当たりました。そこで、おむつを外しおなかをやさしく押しながら、チリ紙でつくったこよりで肛門を突いてみました。

その瞬間、ブクブクバーンと音がして、覗き込んでいた私は目の前が真っ暗に！　クミちゃんのおなかに充満していたガスと共に、うんちが噴出したのです。私の顔もユニフォームの前面も、ヘドロ状のうんちにスプレーされて真っ黒になりました。

「とにかく着替えていらっしゃい」と婦長さんに言われ、私はそのままの姿で寮に戻り、水道で顔を洗いました。汚れたユニフォームを洗濯槽に浸して病棟に戻ると、ガスや便が出たクミちゃんのおなかはペチャンコになっていました。そして、温め直したミルクを、ごくんごくんと飲み、哺乳瓶を空にしたのです。

ミルクを飲まなかったのは、おなかが張っていたからなのでした。

原因は見えないところに隠れている――。私は子どもたちから大切なことを教わりました。どんな人間関係においても、これは通じるものだと思います。

うつの人

相手の心の世界にムリに立ち入ってはいけません

「心に橋をかける」ことは、口で言うほど簡単ではありません。誰もが、その人だけの世界をもっているからです。触れられたくない痛みや悲しみがあるかもしれません。

話すよりも聴くほうが難しい、というのはこのためです。聴くことは、相手の世界に入ることでもあるからです。ずけずけ聴くことは、人の心の中に、土足で入っていくことになります。

たとえば、うつ病の人の場合は、「それ、どうしたの？」とか「なにがあったの？」「なんで？」などと聞いてはいけません。

また、「がんばろう」とか「大丈夫だよ」とムリに励ますこともNGです。人にはそれぞれ〝テンポ〟がありますから、それに合わせて見守ることが大事なのです。

「がんばろう」とか「大丈夫だよ」というのは、こちらのペースです。

「どうしたの？」とか「なんで？」というのも、相手に合わせているようで、実は自分が知りたいという、こちらペースの質問なのです。

だったら、何も話せないのでは？　と思うでしょうが、そんなことはありません。

心のこと以外なら、聞いても大丈夫です。

たとえば「体調どう？」や「具合は？」など、体のことを聞く。あるいは「ご飯食べたら？」と促すのもいい。挨拶《あいさつ》も普通にしていいと思います。

でも「治療に行かなきゃダメだよ」とか「ご飯食べないとダメだよ」などと、質問側の意見を加えるのはよくありません。

背中を押しているつもりなのでしょうが、それは相手の心に手を突っ込み、かき回しているような行為と言えます。

これは、**うつの人だけでなく、誰に対しても同じです。話を聴くのは大事ですが、それ以前に〝心に耳を傾ける〟という姿勢が必要**なのです。

集中する

耳を傾けるのではなく心を傾けていますか？

耳を傾けても心を傾けていない――。

その悪い例として引き合いに出されるのが最近の外来診察室の医師です。パソコンの画面を見ながら「どうしました？」と聞き、患者さんの話が終わると「ではお薬を出しましょう」と言う。

患者さんの顔も見ず、体にも触れず、何がわかるのでしょう？

やはり、人付き合いの基本は、しっかりと相手と向き合うことです。私がよく後輩の看護師に言っていたのは「1分でいいから、患者さんの話に集中しなさい」ということ。

実は、ベテランの看護師ほど、これができていなかったりします。ベテランは一人の患者さんに対応しながら、他の患者にも気を配る技術をもっています。でも、その高い技術にこそ、失敗の原因が潜んでいたりします。〝見ているつもり〟になって、大事なことを見逃していることがあるのです。

看護の現場だけでなく、普段の生活の中でも、これと同じことが言えます。たとえば、忙しいときに子どもから「ママ見て。この花がきれいだよ」と言われたとします。こんなときに「あっ、そう。そこに置いておいて」とか「忙しいから後で見るわね」と言うだけでは感心できません。

さっとその花を見て「あら本当ね。とってもきれい」と、その場ですぐに共感することが大事なのです。

言葉数はほとんど変わりません。違うのは、心を向けているか、向けていないか。これによって、関係性は大きく変わってきます。

人間関係は、心と体を相手にしっかり向けることで成立します。

上《うわ》の空で聞いていたら、相手には気のないことがすぐに伝わってしまいます。

夫婦や親子など、親しい間柄ほどやってしまいがちですが、案外、こんな小さなことから溝ができていくのかもしれません。

手の
ぬくもり

肌の触れ合いが減ると生きる力も弱まります

この章の最後に「て・あーて」についてお話ししたいと思います。

看護は人間の本質にかかわることですから、心理的にも精神的にも〝丸裸の人間〟と向き合うことになります。私たちが誠心誠意、虚心に対応するからこそ、患者さんは安心して、触れさせてくれるわけです。

〝触れる〟という言葉の意味は多様です。

「手で触れる」だけでなく、「心とか人格に触れる」（人間全体に触れる）、「感覚で触れる」（手や目や耳で触れる）もありますよね。また、触れてはいけないものもあります。「規則や法律に触れる」のは言語道断ですし、「状況や話題に触れる」ことにも、気を使わなければなりません。

看護の場合は、それらのすべての〝触れる〟が大事になってきます。中でもとくに重要なのは、手や肌、感覚による〝触れる〟でしょう。なぜなら「心地いい看護」というのは、五感のすべてを使って可能になるからです。見たり聞いたり、匂いを嗅《か》いだり、触ったりすることで、患者さんの状態がわかります。

そして、ケアにおいては、手で触れることがその中心です。治る力は、心地よさを感じることが、その糸口になりますが、最も気持ちよさを感じるのは、皮膚と皮膚の触れ合いなのです。

皮膚の深部には、脳とつながるセンサーがあり、「気持ちがいい」という信号は、伝達されます。また、言葉がけによっても〝気持ちよさ〟は得られます。

気持ちいいと感じると、副交感神経が優位になり、ナチュラルキラー細胞が活性化して免疫力が上がります。それが治る力につながって、食欲も出てきます。つまり、生きる力、生命力が輝いてくるのです。

体に宿る力

「気持ちいい」が最高の看護。手をあてる魔法です

大学に勤務していた十数年前のことですが「看護師の手の有用性」を研究したことがあります。文部科学省の費用を使わせていただき、3年以上かけた研究で、手の有用性を証明することができました。

医療の現場では、看護師のほとんどが、それを実感しています。ですから、本当は研究するまでもないのですが、私は、看護師が患者さんに触れなくなっている状況に危機感を抱いていました。そこで、正式に「手あての効果」を検証しようとしたのです。

医師は病気を診《み》て人を見ない、という批判が昔からあります。それに対し、私

たち看護師は、初めから人を看《み》るように教わります。病んでいる人がいるのだから、人間を看るのは当然なのですが、それがなされない。そして〝人をみない〟傾向は、ますます強まってきています。

理由はいくつも考えられますが、大きなものは次の二つです。

一つは、看護師が医師のアシスタントのような仕事を担《にな》う時間が格段に増えていること。

もう一つは、医療が高度化したことで、医療機器も進化しその数値を管理することに、看護師の注意が向けられるようになってしまったことです。

本来、看護師は、注射器もメスももたないで、その人がもっている生命力や治る力を引き出す役目を担っています。私はそれを〝看護の力〟と呼んでいます。

看護師の全人格と、患者さんの人格が、たがいに交流することで、生命力や治る力は高まっていきます。具体的には、看護師は自分の手などを使い、患者さんを動かしたり、さすったり、温めたりするわけですが、これによって患者さんの体に宿る力が引き出されてくるのです。

進歩の一途を辿《たど》る医療ですが、やはり、患者さんからすると怖いものです。痛くないか、後遺症はないか、副作用はないか？　と心配ですから。

でも、本来の看護には、痛さも、副作用も、怖さもありません。最高の看護は〝気持ちいい〟ものなのです。ところが、**近年、看護師は患者さんに触れなくなってきています。そのため、生命力を引き出すはずの看護が、本来の力を発揮できなくなっている**のです。

て・あーて

そばにいる、話を聴く、体に触れる。看護の力が奇跡を起こします

なぜ、医療の現場では、看護の力が発揮できなくなったのか？

それは、お金にならないからです。日本には160万人以上の看護師が働いているのですが、いまの診療報酬制度では、看護行為だけではお金を稼げない仕組みになっています。

看護の基本は「そばにいる」「話を聴く」「体に触れる」という3つの行為から成りますが、これらはどれも〝手間はかかるのにお金にならない〟ものです。

病院としては、もちろん人命は大事なのですが、経営のほうが優先されてしまい「お金にならない看護より、お金になる医療行為を」となることも時にありま

す。看護師はいま、本来、医師がやるべき医療を担わされるようになりました。現状、政府は医師の業務を看護師に移す「タスク・シフト」のルールづくりに躍起です。

看護師本来の〝看護の力〟が弱まるどころか、発揮する機会さえ与えられなくなりつつあるのです。

こうした風潮に危機感を抱き、私は「て・あーて（TE・ARTE）推進協会」をつくりました。「て・あーて」って、おかしな名前ですよね。

名前の由来は、アフリカのナースにちなみます。ＪＩＣＡ（国際協力機構）主催の3か月研修で、アフリカ各国からナースが来日していました。研修が終わる頃、彼女たちは日本の高度な医療を見て感動する一方で、自国では使えない虚しさを感じていました。そこで私はこんな話をしました。

「アフリカに帰っても、あなたたちは手をもっているから、その手を使ったらい い。日本には手あてという言葉があるのよ」と。

すると、あるナースがそれを要約して、やさしい歌声で歌ってくれたのです。

「川嶋みどりはこう言った〜♪　て・あーて、て・あーて、て・あーて……」

それで私、ひらめいたのです。漢字ではなく、ひらがなで「て・あーて」というほうが優しい。これを世界中に広めたらいいのではないか、と。

かつて、ケニア出身の環境保護活動家ワンガリ・マータイさんが、日本にきて「もったいない」という言葉（考え方）に深く感銘を受け、「MOTTAINAI」を国際語にしようと決意しました。そして全世界に発信されたMOTTAINAIは、世界の合言葉になりました。

「手あて」にも、同じく世界を変える力があると確信しました。

そこで、まずは世界の人が理解できるよう、この言葉を「手のアート」（Te-Art）と表現し、読み方を「て・あーて」と変えてみたのです。この言葉には、その響きのように、やさしく、そっと触れてほしいという願いが込められているのです。

「て・あーて」は、相手に直接触れるだけではありません。**「相手のそばにいる」「相手の心に耳を傾ける」ということも、含まれています。**

それは「看護の心」の要諦であり、良好な人間関係を築くうえでも絶対に必要な核心でもあるのです。

5章

「医は仁術」は本当です

血圧

私は少々のことでは薬や医療に頼らずに生きてきました

私も92歳になりましたから、病院のお世話になる機会が増えてきました。受診すると「薬屋さんの手先ですか？」と言いたくなるほど、薬がたくさん出されるようになりました（笑）。

でも、私はなるべく薬に頼らないようにしています。もちろん、絶対に飲まないわけではありません。抗生物質など、特定の病気に対する薬の中には、すごくよく効く薬がありますから。

ただし、ちょっと胃が痛いとか、おなかを壊したなんていうときは飲みません。人間には治る力がありますから。

それと、薬には必ず副反応があります。主症状より悪くなってしまうことさえある。私も膝が痛くて病院に行ったら、鎮痛剤の内服を続けて出されました。その結果胃潰瘍になってしまって、治るのに3か月もかかりました。主症状だった膝の痛みは、体重を少し落としたら治ってしまいました。ですから、それからは、痛み止めも飲まないことにしています。

私は、もらった薬をネットで調べます。飲み合わせとかの問題もありますから。でも調べたら、もう飲めない。怖いことが書かれている場合が多いのです。やはり、薬は化学物質で、人体に害をもたらすものもありますから。「薬は反対から読むとリスク」なんて、うまいことを言う人がいますが、私もそう思います。

「薬を飲まないと安心できない」という人もいますが、あまりたくさんもらわないほうがいいし、飲まずに済むなら、それがいちばんかな、と思っています。

製剤メーカーの主導で、薬が増えているのかもしれません。たとえば、高血圧の定義（数値）も低くなっています。かつては「年齢に90足した値が正常値」と言われていました。そうすると、92歳の私などは１８０でも平気なはずなのに、今は１３０で「高血圧ですね」と言われ、降圧剤を処方されそうになります。でも、実感としては１３０くらいが、いちばん調子がいいし、１４０を超えてもなんともない。

医師を信じることは治療の大前提でもあると思いますが、受け身ではなく〝能動的に医療にかかる〟ということが大事なのだと思います。

医師から「血圧が１３０は高いですね。お薬を出します」と言われても、「いや、いまはちょっと緊張して高くなってるだけです」とか「私は１４０くらいで調子がいいです」などときちんと言えれば、わざわざ〝リスクのある薬〟を飲まずに済みます。

これが〝能動的に医療にかかる〟ということです。

薬

医師に遠慮は不要です。「NO」と伝えるべきです

処方薬は、その医師の好みも反映されます。医師は、自分でその薬を試したわけではなく、「その薬がいい」と信じて処方してくださるのです。

譬《たと》えは悪いですが、その店の料理を食べたこともないのに、他人の評価で「ここはおいしいよ」と言っているようなものです。

ですから、服用するご本人が〝能動的〟でなければならないのです。副作用があったり、効き目が悪いと感じたなら、しっかりと伝える。

「先生、この薬は効きませんよ」とか「私には合わないみたいです」と、はっきり言わないと、医師もわかりませんから。

それで医師がムッとしたり、「それでも飲み続けなさい」と聞く耳をもたないようなら、そんな病院は見限ってしまいましょう。ろくなお医者さんではありませんから。

体は一人一人違うので、薬の効き目も違って当然です。同じ症状でも、Ａさんには合う薬が、Ｂさんには合わないこともあります。それを感じられるのは、実は患者さん自身でしかありません。

「先生に悪いから」と遠慮して、我慢してしまう人がいますが、それは間違いです。自分の生命を預けているわけですから。おかしいと思っているのに言わないのは、あなたの生命を放棄していることです。腑に落ちないのなら、納得いくまで聞いていいのです。

とにかく、**患者さんの話に耳を傾け、しっかりと説明してくれる医師を選ぶ。医者選びの秘訣は、この一点に尽きます。**

いい医者
ダメな医者

看護師は医師をどう見るか。最高の味方か、最大の壁か

内輪話ですが、みなさんのためになるかもしれないので、お話しします。

看護師にとって、医師という存在は、あるときには「仕事を推進していく上での頼もしい舵取り」であり、またあるときは「道を阻《はば》む巨大な壁」となります。

簡単に言うと、最高の味方でもあり、最大の敵でもある、ということです。

看護師が医師を見る場合、単に「あの医師は気難しい」とか「優しい」といった表面的な見方ではなく、「看護」という眼《め》鏡《がね》をかけて見ることになります。

その際には、主に次の3つの判断基準があるように思います。

①医師のもっている医療技術面の評価

↓診断や治療の場面で、看護師はこれを素早くチェックします。

②医師の人間性

↓とくに患者さんを、人間としてどうとらえているか。それは患者さんとの会話だけでなく、患者さんと離れたところでの発言や、ご家族との応対を通して観察します。

③看護および看護師に対する理解度

↓医師が看護師に期待していることと、看護師の考えていることにズレがないか。これが大きく異なれば、患者さんの生命力や治る力にも影響してくるため、看護師はこの点を最も重要視するといってもいいでしょう。

もちろん、こうした評価は、看護師からのもので、すべて正しいわけではありません。看護師の〝身から出る錆《さ》び〟の側面があることも否定できず、一方的に医師を責めているのではないことは、ご理解いただければと思います。

私がこれまで接してきた医師の中には、学究的で人間的な魅力にあふれた尊敬すべき人物が大勢いました。

また、患者の側になって接してみると、実に頼もしい医師がいることも確かです。

たとえば、私が胆嚢《たんのう》の手術をした際には、絶食期間が3週間ほど続きました。やっと出た流動食は、涙が出るほどうれしかったのに、味は最低でした。

そのとき、医師は「食べましたか。おいしかったですか」と聞いてくださり、私は「まずかったです」と率直にお答えしましたが、そんなやりとりが心をほぐしてくれたのです。ところが看護師からは、そんなコミュニケーションはまったくありませんでした。

こうしたエピソードを一つとってみても、**一般論で「医師が悪い」「看護師がいい」とは言えないわけです。患者さんから見て〝いい医師〟が、看護師から見たら〝最低の医師〟ということも、十分にあり得る**わけです。

病院選び

名医はよく聴き、よく説明してくれる

こんなこともありました。画面だけを見て、私の話なんてまるで聞く気なし。私は痛くて痛くて仕方なくて行っているのに、椅子に座らせてもくれません。レントゲンを見て「なんでもありませんね」と、痛む場所に触れもしないのです。「でも先生、なんでもなくても痛いのです」と言うと、「年のせいですね」とのこと。馬鹿にしていると思いませんか？　挙句、出された処方薬は、赤ちゃん用の座薬と飲み薬です。試しに飲んでみましたが、まったく効きませんでした。

それ以来、私は病院嫌いになってしまった（笑）のですが、中には、本当に信頼できる医師もおられます。今通っている血液内科の先生は、話をするだけで治ってしまうほどです。

「90歳で、この数値は立派。あと10年は大丈夫ですよ」なんて言われるから、すっかりその気になってしまうのです。安心するんですね。リラックスするので、副交感神経が優位になり、治る力が出てくるのだと思います。この先生に診てもらった後は、食欲も出てきます。やはりこれも、副交感神経が優位になり、胃腸の働きが活性化するからなのです。

私は長く看護師をしているので、なんでも悪い方に考える癖があります。重症の人を見ているから、最悪のことを想定してしまうのですね。

だから余計に、「大丈夫ですよ」と穏やかに言ってもらうと、それが心地よくて、体が元気になっていくのだと思うのです。

このような「医師や病院とのお付き合い」も、それ自体は小さなことかもしれませんが、それが長寿につながっていくことは事実だと実感しています。

くり返しになりますが、何科の先生であっても、**話をしっかり聞いてくださり、**

きちんとお話ししてくださる医師は信じられると思います。反対に、どんな高名な医師でも、話を聴かないような人は願い下げですと、患者の私はそう思っています。

やはり〝能動的に医療にかかる〟ことで、自分に合った医師や病院を選んでいくことが大事なのだと思います。

最愛の家族

治療の選択に迷ったら……「先生の身内だったら?」と尋ねましょう

病院では〝選択〟を迫《せま》られることがあります。

たとえば、「手術をしてがんを切除するか、抗がん剤で治療するか」というような場合です。みなさんは、こんなときどうするでしょう?

インフォームドコンセントはご存じですね。「いま、このような状態です。今後はこんな治療をする予定です」と、医師から説明を受け、患者や家族が同意したうえで治療を進めるという〝医療上の約束事〟です。これは義務ですので、医師はそれを果たさなければなりません。

ところが、ここには隠れた問題もあります。患者サイドが、本当に納得できているのか、という点です。いくら説明を受けても、治療の結果は誰にもわかりませんし、話の内容が難しくて、理解できない場合もあるでしょう。でも、同意しないことには進みませんから「わかりました。その治療でお願いします」と、迷いを抱えたまま答えることになるわけです。

「手術をするか、薬で治療するか」という選択も同じですね。どちらの選択が正解かはわかりません。正直、医師にもわからない。だからこそ〝同意〟を得るのです。

では、どうしたらいいか？　私なら、医師にこう質問します。

「先生の奥さまや大切なご家族なら、どうなさいますか？」と。

私は、先生が、最愛のご家族にする方法を選びたいと思います、と言います。治療には１００％大丈夫、という保証はありません。不測の事態も起こり得るわけですから、医師だって怖いのです。でも、万が一うまくいかなかったとしても、口実をつくることはできるでしょう。体質が問題でしたとか、予想以上に状態が悪かったとか。

だからこそ、患者サイドとしては、せめて医師の覚悟を仰いでおきたい。「先生なら?」という質問は、そのためのものです。**万が一のことが起きたとしても、「先生も全力を尽くしてくれたのだから」と納得できると思う**のです。

副作用

もし私ががんになったら、治療はしません

もし私が、がんになったら、化学療法や放射線治療などの治療は受けないと思っています。

理由は簡単。つらいからです。

そして、治療しても、生命の長さは、それほど変わらないと思うからです。

だったら、つらいのは避けたいな、と思っているわけです。

化学療法のつらさを間近で見ていた家族が、そのストレスで病気になってしまったことがあります。

ですから、たとえば「余命6か月です」と宣告されたら、苦しんで6か月を過

ごすのか、普通に暮らして6か月を過ごすのか、という選択になるのだと思います。

いずれにしても、最後には痛みがきます。それが怖くて化学療法を選択する人が多いのですが、それでも痛みは出るのです。

だとしたら、私は、自分のしたいことをして生きたい、と思います。

私の友人は、がんで亡くなりましたが、「死ぬまでに期間があるから、いろいろと準備ができて幸せよ」と言って、身の回りの整理を済ませ、旅立ちました。

反対に、私の夫は、1年間、がんと闘病しましたが、本当に苦しそうでした。看病している私たち家族は、仕事を抱えながら精一杯支えたのですが、やはり最期のときは訪れました。

葬儀の後、息子が「お母さん、精一杯やったよね。でも正直、あれ以上長く続いていたら、お母さんの方が死んでしまいそうだった」と言ってくれたのです。

そうしたこともあり、私は化学療法はしないと思っています。しかし、それはあくまでも私の考え方であり、みなさんにオススメするものではありません。

看護師の視点から常々考えているのは、化学療法の副作用のつらさを軽くする具体的な方法をあみ出して普及することだと思います。

そうすれば高度の治療法も、もっと安心して受け入れられると思うのです。

帰る場所

留守中の態勢を整えるのが優先です

ご家族が入院する際のお話もしておきましょう。

これは家族構成にもよるし、誰が入院するかによっても、すごく違います。子どもとお母さん、お父さんでは違うし、おばあちゃんでも70歳と90歳では全然違うでしょう。

入院の理由にもよります。ちょっとヘルニアの手術をするとか、風邪で様子を見るという場合と、がんでは違う。同じがんでも、ステージによって違います。

それから、緊急入院と予定入院とでは、全然、心構えが違いますよね。

〝入院〟というひとくくりでの話は、すごく難しいのですが、ただどんな場合でも、入院ということは、家族にとっては一大事なわけです。家族が協力して、何とか乗り越えなければならないのです。

大前提として、まずは、入院した人の立場で考えてみることです。やはり、ひとりで病院で過ごすのですから、本人の気持ちに寄り添うことが最重要でしょう。病気は治るのか、今後の生活はどうなるのか、家にいる家族は大丈夫なのか、と不安で仕方がないはずです。ですから、第一はその不安を理解すること。同時に、心穏やかに入院できるよう、気を回してあげることです。

たとえば、主婦が入院した場合は、家のことが心配で寝ていられない。治療に専念してもらうには、留守中の態勢を整えておくことでしょう。

それには、家族の誰かひとりが背負うのではなく、みんなで協力すること。家族の手が足りないなら、ご近所に協力をお願いするとか、子どもを預かってもらうとか、大変だけど、やりくりをすることです。ひとりで抱え込み、自分も共倒れになってしまうケースは意外に多いのです。それだけは絶対に避けなければなりません。

そして、入院後は、できるだけ訪問してあげることです。これはもう本当に大事。治り方が違いますから。家族の顔を見ると元気になり、治る力も上がってくるのです。

また、高齢者が入院した場合は、家族の足は遠のきがちです。でもそうなると、高齢者の帰る場がなくなってしまう。本人にとって、これは大きな不安です。だから、**「ちゃんと帰る場所があるよ」と安心させる意味でも、面会は頻繁にすべきです。**

高齢者の場合、入院という環境の変化だけで認知症になったりもしますので。

主治医

忙しそうな医師や看護師との上手な接し方

主治医とのコンタクトも大事です。

「主治医が誰だかわからない」という人もいますが、やはり主治医の名前や、病棟の責任者である師長の名前は最初に伺《うかが》っておいたほうがいいと思います。

そして、担当の看護師も知っておいたほうがいい。日替わりの病院もありますが、その場合は、せめて主だった人の顔と名前を覚えておくといいでしょう。病棟は医師も看護師も忙しいし、うかつなことは言えないので、「病状どうですか」と聞いても、その場で教えてくれません。

ですから、前もってアポを取り、落ち着いた環境で、医師と話ができるように頼んでみることをオススメします。症状や治療方針の共有は大事なのですが、病棟は忙しいため、家族から働きかけないと、流されてしまうことがあります。

そして、医師と話ができた場合は、その場で、しっかりメモを取ることです。インフォームドコンセントの義務があるので、医師は説明してくれますが、いろいろ話されているうちに忘れてしまいますから。「どんな説明聞いた?」と家族に後で聞くと、たいていの人は覚えていない。みなさん、その場ではしっかり聞き、理解できたつもりでいるのですが、専門用語や初めて聞くような言葉も多いので、聞いた話の3割くらいしかわかっていないものです。医師は自分のペースで話をしますから。

ですから、できれば第三者にも聞いてもらう。あるいは、最近はスマホの録音機能もありますから、それを利用するのもいいでしょう。「先生、私、忘れっぽいから、録音していいですか?」と言えば、医師は内心は嫌でしょうが、NOとは言いません。自分の言ったことに責任ももつようになりますから、この方法はいいですね。

患者さんは、自分のことなので、質問しにくいものです。ですから、気になることは、やはり家族が聞いてあげるべきでしょう。あらかじめ質問を書いていくと、落ち着いて聞くことができます。そういう努力は、必要だと思います。

私は看護師たちに「とにかく患者さんや家族から話を聞きなさい」と教えてきました。忙しそうにしているから話しかけにくいと思いますが、知りたいことはなんでも聞くべきです。うるさがられるほど聞いていい。「あの患者さんはうるさい」と思われるくらいのほうが、しっかり面倒をみてくれます。

あなたの大事な命なのです。医師や看護師の顔色など気にすることはありません。聞きたいことはどんどん聞きましょう。ちょっとした不安や不満もつみ重なると、体には大きなダメージとなりますから。

ただし、看護師の立場から、ひとつだけ言わせてもらうと、地位を利用する人は困ります。「国会議員だぞ」とか「どこぞの社長だったんだぞ」などなど。本人はそうでもないのに、家族が言う場合もあります。

申し訳ないのですが、「それがどうしたのですか」と言いたくもなります。こちらは**病気が重かったり、症状が悪ければ、慎重にしますし、時間もかけます。地位やお金で動くわけではありませんので、そこは知っておいてほしい**と思います。

6章

老いを迎え討つ

もう歳だから

尊厳ある死をまっとうする選択の自由

2014年の仲畑流万能川柳で、準優勝した作品を紹介させていただきます。

「ああこれでよかったのだ」と逝けたらな　楠正鋭

私がこの川柳に深く共感できるのは、残された生をどのように生き、どのように終わるべきかが、いよいよ切実な問題として迫ってきているからでしょうか。90余年を生きてきた者としては、人生の最終段階に入り、やがて訪れる死との距離が縮まってきているのを自覚せずにはいられません。

普遍的な人生の時刻表などはないため、いつ、どこで、どんなフィナーレを迎えるのかを思い描いてみても、おそらく意に添わない事態が生じることになるのではないかと、覚悟をしています。

とはいえ、易々《やすやす》と死を迎え入れる心境にないのも確かです。19世紀の女性作家ジョルジュ・サンドの次の言葉は、私の心を代弁してくれているようです。

「老年を下り坂と考えるのは全くの誤りである。下り坂どころか、人は歳をとるにつれてだんだん高く、それも驚くほど、大股で上へ上へと上がっていく。頭脳的な仕事は、こどもが身体を動かすのと同じくらい楽々とやれる。人生の終わりに向かっているのは事実だが、終わりというのはゴールであって、それは人生という船がぶつかる暗礁ではない」

まったくその通りだと思います。そして、もう一つ付け加えるなら、頭脳だけでなく、体力的にも向上できるということです。

私が昨年から心身統一合氣道会の道場に通っている話はいたしました。当初は柱に寄りかからないとストッキングがはけなかったのに、今は支えいらずで、その場で自立してスッとはけるようになっています。進化しているのです。

「もう歳だから」とあきらめたら、退化していくのは自然の成り行きでしょう。

でも「まだまだ」とやっていったら進化もできる。私はそう実感しているのです。

100歳でもステーキ

「加齢」と「老い」は違う。老いは認めた時点で加速します

20代、30代の若い人たちは、多少の徹夜が続いても平気ですね。回復力が強いですから。でも、40代、50代になると、やはり負担になってきます。

このように、年齢によってある程度の傾向はありますが、100歳でも健康体の人もいます。朝からステーキを食べることが元気の秘訣というセンテナリアン(百寿者)もおられます。日野原重明先生がまさにそうでした。

この差は、なんなのか?

もちろん、個人差はあります。生まれつきの差もあるし、生活のつみ重ねで生じてくる差もあります。たとえば、タバコを吸い続けてきた人は肺がんになりや

すいし、肉体を酷使してきた人は足や腰に傷みが出やすくなります。

でも、いちばんの差は、心のもち方だと思うのです。

私、加齢と老いとは、ちょっと違うのではないかと思っています。年を重ねるから老いていくわけではない。自分のことを鑑《かんが》みると、あらためてそう思うのです。

加齢は、どの人にも均等です。1年経つと、1つ年が加算されますからね。92歳の私は、来年93歳になる。この加齢は、避けられません。

でも、老いは違います。1つ年を重ねても、老いるわけではない。「何歳から老い」という決まりもない。つまり、老いを決めているのは、自分自身なのです。

そして、老いを認めた時点から、老いが加速していくと思うのです。

とすると、定年という制度はいかがなものでしょう。定年になると「リタイア」などと言います。「retire」という英語は「退場」という意味ですから、これはよくない。世の中、終わったみたいな感じになって、一気に老いてしまいます。

美術館なども、60歳以上は入場料無料とかありますが、こうした制度で老いを意識しては本末転倒です。孫が生まれて「おじいちゃん、おばあちゃん」と呼ばれると、急にふけこむ人もおられます。

「もう、ゆっくりしようか」と隠居してしまう。そうやって、周囲の環境に引きずられて老いを加速させるのは、もったいないと思います。

大好物は何？

子どもは親のことを知りません。だから嫌がられても話せばいい

みなさんのご両親は、まだ存命ですか？　他界されていますか？

もし存命なら、心に留めておいてほしいことがあります。それは、お父さんお母さんの話をよく聞いてあげて欲しい、というお願いです。

面白いことに、親は子どもの癖も知っているし、体の調子もだいたいわかります。悩みがある時も、わかってしまう。ところが、子どもは親の姿をほとんど知りません。

お父さん、お母さんの好きな食べ物は、なんですか？

お父さん、お母さんの得意なことは、なんですか？

私がこの質問をすると、答えられない人がほとんどです。

あるご家族の話です。患者さんは認知症で、二人のお子さんがいました。息子さんは教頭先生をしているとのことです。息子さんが面会にこられたときに私は聞いてみました。「お母さんがお好きな食べ物はありますか？」と。息子さんは「うーん……」と考え込み、「魚の酢の物かなあ。よく食べてたよね」と答えてくださいました。

そこで、次回、お魚を酢の物にして差し入れしてみては？　と提案してみました。というのは、お母さんの状態が悪化してきていたからです。好きなものを食べたり、手にしたりすることが刺激となり、症状が改善することがよくあるのです。

ところが、酢の物は、まったく効きませんでした。話をよく聞いてみると、お母さんは魚屋の奥さんで、売れ残った魚を仕方なく酢の物にして食べていたようなのです。

実際には、ブドウが改善の役に立ちました。あるときにデラウェアを50粒ぐらい、パクパクと一気に食べました。それが刺激になったのでしょう。すっかり表情も見違えて、自分の話をするようになったのです。

年をとると、何度も同じ話をする人がいます。聞いている側からすると、つい「それはもう聞いたよ」「100回目だよ」となります。

でも、何度もくり返して話すのは、本人の印象に残っているからです。誇りに思っていることや、楽しい思い出であり、本人の心の支えになっているのです。

そうした**心の支えは、自分を保つ拠《よ》り所になります。ですから「もう聞いたよ」などと言わず、何度も何度も聞いてあげてほしい**と思うのです。

定年後の
看護師
チーム

60、70歳は少年少女。１２０歳まで生きるつもりで

「人生１００年」と言われる時代になりました。１００歳以上は年々増え続け、２０２２年には9万人を超えました。もちろん全員が１００歳まで生きられるわけではなく、平均寿命は、男性が81・４７歳、女性が87・５７歳です。また、健康寿命はさらに短く、男性が72・６８歳、女性が75・３８歳に留まっています。

念のためにお話しすると、健康寿命とは、誰の介助も受けずに自立して生活ができる年齢のこと。つまり、男性は72歳から死ぬまでの9年間を、誰かの介助を受けたりベッドの上で生活している。女性はさらにその期間が長く12年に及びます。あくまでも統計上の数字ですが、そうした現実があることも、確かなのです。

できるなら、１００歳を超えても元気でいたい。多くの人はそう願っていることでしょう。そのためにも、やはり、自ら老いないほうがいいと思うのです。

私は、60歳は折り返し地点で、１２０歳まで生きられるぐらいの感じをもったほうがいいと思っています。よく私は「60、70は少年少女よ」と話しますが、それくらいの気持ちでいることが、元気の秘訣ではないかしら。自分の暮らしを振り返ってみても、そうでしたから。

私は70歳のときに大学から「戻ってきてほしい」と言われ、復職しました。そして、72歳で学部長に任命され、２期8年を務めました。

「もう80歳だし、ゆっくりしようかな」と思った矢先に、東日本大震災があり、現地に定年後の看護師たちのチームをつくって出向きました。

ご挨拶と情報収集をかねてお役所に行くと、防災本部にはお偉いさんが並び、そして、私たち看護チームを「女に何ができるんだ」というような態度で見るのです。そんなとき私は、決まってこう言います。

「私はね、伊達や酔狂でここにきたんじゃありません。今80歳ですが」と。すると「えっ？」という顔をする。自分の**お母さんより年上の人が、命を削る覚悟で働いてくれることに対し、姿勢を正して受け入れてくださるのです。それからは、年齢を隠さないで言う**ことにしました。

人生経験

定年が早すぎます。経験を活かして人の役に立つ

働くことは、やはり責任が伴います。ダラダラしたくてもできません。そして、動けばおなかが空くし、疲れるから熟睡もできます。だから体が動くうちは、どんどん働いたらいいと思います。お金をいただかない、社会貢献でもよいと思います。

そもそも60歳とか65歳で定年では早すぎませんか？　高齢者の医療費や社会保障費が財政を圧迫していると言いますが、経験を生かした人材活用をすれば、健康になる人も増えて、さまざまな分野に潤《うるお》いを生み出せると思うのです。

私が被災地支援に駆け付けたのは80歳のときでしたし、チームの平均年齢は75

歳でした。あれから12年経ちますが、メンバーはまだ全員が働いています。コロナ禍で足止めされ、エネルギーが有り余っているくらいです。

たとえば、病院でも人材活用は必須です。老眼でアンプルの小さい文字などは読めませんが、患者さんの話を聞いたり、体をさすったりはできます。経験豊富な人のほうが適役だと思うのです。人生の酸《す》いも辛《から》いも知っているから「そうよね。大変ね」と相手の話を受け止められます。

パソコンや精密な医療機器の操作は得意な若い人に任せて、ベテランは患者さんのケアに回ってもらう。人手が足りない、忙しすぎて思うような看護ができないという不満を聞く度に、そんな提言を、これまで何度もしているのですが、なかなか実現しません。でも、あきらめないで、何度も挑戦します。

人間には、**年代や経験に応じた役割がありますから「私にできること」を、積極的にやっていこうと考えています。いろいろな患者さんに教えていただき、今があるわけですから、その御恩を返す番だと思う**のです。

体調と病名

年を重ねれば不調も出ます。それは正常に異常な状態なのです

この本を読んでくださっている方は、おいくつくらいでしょう？

私と同世代かちょっと下の方ならわかると思いますが、年を重ねれば、誰だって若いときのようにはいきません。不調も出てきます。これは仕方がないことです。

私は高齢者の不調を「正常に異常な状態」と呼んでいます。

つまり「異常なことが正常」なのです。たとえば、若いときにはマラソンで10km走れた人でも、80歳になったら走れなくなります。これは異常ではなく正常なのです。

年を重ねれば、体のあちこちに不調が出てくるのも当然なのです。

ところが、病院に行くと、本当は「正常に異常な状態」なのに、病名をつけられてしまいます。

病名をつけないと薬を出せないという決まりがあるからです。わずか1錠のアスピリンを出すのでも、カルテに病名を書くわけです。

そして「○○病です」と言われた途端、単なる年齢による不調なのに〝本物の病気〟になっていってしまうのです。

1日3回、薬を飲むたびに「私は○○病だ」と意識し、家族にも「来週も病院に行くの。○○病だから」と話します。こうやって、どんどん自分から病気になっていってしまうわけです。

薬はやはり毒ですから、飲まないで済むなら、それがいちばんです。自ら病気になって薬を飲み、体にダメージを与えることはありません。

年を重ねても、命が尽きる瞬間まで、あなたの体には生命力と治る力が働いて

くれています。医療に依存してそれを抑えてしまうのは、実にもったいないことです。

正常に異常な状態――。この言葉を覚えておくだけでも、治る力を引き出すことができると思います。

前向きに生きる

ピンピンコロリよりも ピンピンキラリがいい

「ピンピンコロリ」と逝きたい、というお話をよく耳にします。

でも私は、コロリと死ぬことを目指すのではなく、キラリと輝いて生きることを目指したい。自分らしく「ピンピンキラリ」と、最期の瞬間まで輝きたいのです。

気持ちをいつも明るく、前向きにもって――。

これまで、そうやって生きてきましたから、これから先もそうしたい。

年をとればとるほど、明日の約束はできなくなりますが、せめて、明日があることを信じながら生きていきたいと思います。

死ぬときは「おやすみなさい、お先に」と言って、隣の部屋に入っていくようにして死にたいです。

できるかどうかはわかりませんが、だからこそ、生きている今日を、ピンピンキラリと、前向きに過ごしたいのです。

そのための、私の直近の課題は片付けです。書類や資料などで、部屋の中は足の踏み場もないほどです。今も看護歴史学会の理事や日本統合医療学会の理事をやっているので、「これは資料になるな」などと思うと捨てられず、溜まる一方なのです。

資料だらけの部屋を見て、**「ああ、これを片付けなきゃ死ねないわ」と、思わず苦笑いしてしまうのですが、「あれをどうする？」「これはどうしよう？」と考えること自体が、前向きに生きている証**だと思っています。

エンディングノート

嫌なことはせず好きなことをしたらいい

去年の夏に、体調を崩ししばらく床に就《つ》きました。ですが、それによって、心境の変化のようなものは生じませんでした。

何歳まで生きたい、とも考えません。小さな習慣をつみ重ねながら生きていたら、いつのまにか92歳になっていました。この先も、そんな日々が続いていくのだと思います。

どうせなら、自分らしく死にたいとは思います。

嫌なことは嫌と言う。やりたくないことはしない。嫌な人、会いたくない人には会わない。反対に、家族にダメと言われても、やりたいことはやる。

そして、人に喜ばれることをしたい。誰かのご機嫌を取るのではなく、喜んでもらえることをする。人に喜ばれるって、最高にうれしいことですよね。つまり〝人のため〟は〝自分のため〟なのです。

エンディングノートを書く人が増えているようです。それは否定しませんが、私はちょっと懐疑的に思っています。なぜなら、その場になってみないとわからないからです。前言を撤回したくなることは、よくある話だと思うのです。

私の夫もそうでした。「がんになっても絶対に手術はしない」と夫は断言していました。ところが、がんと診断された途端、その場で「手術します」と即答です。隣にいた私は、あっけにとられてしまいました。

だから、わからないですよ。人間って本当に。

「人工呼吸器はつけてほしくない」「延命のための手術はしない」というのは、健康なときの考え方です。いざ、自分がその身になったら、コロッと変心して「やっぱり助けて」と言うかもしれません。

なぜなら、もっと生きていたいと思いますからね。そして、死ぬことはやっぱり怖いですから。行ったことのない世界にいくのですから、不安なのは当然です。心変わりすることも、自然だと思うのです。

ただ財産とか、家屋の相続や片付けをどうするかなど、お金の話も含めて、頭がはっきりしているうちに伝えておいたほうがいいかもしれません。

しかし、それも人それぞれです。やはり、自分でやりたいことをやるのがいちばんです。**あれしちゃダメ、こうしちゃダメで、ちょっとだけ長生きするよりも、あれもできた、これもやったと死ぬほうがいい**と思います。あくまでも、私の考えですが。

ありがとう

いい死に方も悪い死に方もありません

寂しい話になりますけど、生物は必ず死を迎えます。死はどんな人にも等しく訪れます。これは逃れようがありません。

みなさんは、自分の死について、考えることがありますか？

眠ったように死にたい人もいるでしょうし、お世話になったわねと挨拶してから死にたい人もいるでしょう。苦しいよって泣き叫びながら死にたい人もいるかもしれません。どんな死に方をしようと、その人の自由。いい死に方も悪い死に方もない、と私は考えています。

ただ、問題は遺された人たちの思いです。安らかに眠るように亡くなったり、最期の瞬間に「ありがとうね」と言ってくれたりする臨終と、暴れて死んだり、最期まで痛いと苦しみながら死んだりするのとでは、家族の気持ちは大きく違うのではないでしょうか。

遺された人からすれば、穏やかに亡くなってほしいと思うわけです。死は悲しいけど、せめて穏やかに逝ってもらえれば、救われたような気持ちになりますから。けれども、死ぬのは本人ですから。いくら穏やかに死を迎えてほしいと家族が願っても、辛いときは辛いし、苦しいことは苦しい。

死ぬというのは、やはり、どんなに信仰を持っていても、辛いことなのです。人が死ぬということは、もう二度とこの世では会えなくなるわけですから。

私は、死んでいく人よりも、遺された人の気持ちを大事にすべきだと思います。「死んじゃったのはとても悲しいけど、こんなことができた」と、**家族や親しい人々が、納得できる最期にしてあげること。それによって、悲しみが変わってくる**のです。

してあげられること

遺された人の悲しみが少しでも和らぐような配慮をする

遺された家族の悲しみが和《やわ》らいだ例を、紹介しておきましょう。

亡くなったのは、まだ働きざかりの胃がんの医師です。そのドクターには、奥さまと3人の娘さんがいました。がんが見つかったときには、かなり進行しており、手の施しようがない状態です。ご家族も何もできず、おろおろするばかりでした。

そんなとき、受け持ちの医師が「お父さんに何かしてあげたいよね」と、娘さんたちに聞くと、「はい」と答えます。そこで担当医は、次のような提案をしました。

「家族の血液を、お父さんに輸血しませんか？」と。

患者さんの血液型はO型で、幸いにもご家族全員がO型だったので、輸血ができます。担当医は、奥さまと3人の娘さんから、それぞれ5ccずつ採血しました。合計20ccです。輸血の量としたら微々たるもので、医療的には効果が見込めるわけではありません。でも、家族にとって、これは大きな意味をもつものでした。ドクターが亡くなった後、家族は口々に「最期にお父さんに輸血できた。私たちの血がお父さんの体を巡ったの」と言ったのです。最愛の人を失い、悲しみに暮れる中でしたが、「何もしてあげられない」という切なさは、少し和らいだようです。

もう一例、紹介します。

義母を亡くしたお嫁さんの話です。献身的に尽くすお嫁さん、と看護師内では評判のお嫁さんでした。お嫁さんはいつも、生後数か月の赤ちゃんをおぶって病院に来ていました。汚れ物を持ち返り、洗濯してもってきます。義母は、体調の悪さからくるイライラをお嫁さんにぶつけたり、わがままを言うこともありました。あるときは、「鯛の潮《うしお》汁が飲みたい」と言われ、お嫁さんはそれもつくってきたのです。鯛の潮汁なんて、若いお嫁さんはつくり方も知らなかったでしょうに……。

医師は、そうした姿を見ていました。そして、義母が親戚たちに「うちの嫁はあまり見舞いにこない」と愚痴を言っているのも知っていたのです。

義母が亡くなる直前のことでした。何人もの親戚がベッドの周りに集まるなかで、医師はお嫁さんに、こう語りかけます。

「あなたの御つゆをもってきてください。いつものように」と。

お嫁さんは家に帰り、スープをもってきました。義母はそれをひと口飲み、その晩に亡くなりました。

お嫁さんは赤ちゃんもいて、満足に看病ができないことに責任を感じていました。私たちから見れば、十分にやっていたのですが、親戚たちは無言の圧力でそれを責め、お嫁さんは肩身の狭い思いをしていたのです。

ですが、医師の一言によって、**お嫁さんは献身的に尽くしていたことが明かされました。親戚たちも彼女に対し、口々に感謝を伝えた**のです。

ここで紹介した二つの例は、どちらも医師が、患者さんの立場を尊重して行ったことです。遺された人に、とても良い影響を与えたことは、間違いありません。

指圧

楽しい思い出探しをしたら認知症の人が元に戻った

みなさんにも大切にしたい思い出があるでしょう？　それはくり返し思い出すため、強く記憶に刻まれます。うれしかった出来事は何度思い出しても、その度に楽しい気持ちにさせてくれますよね。

そこで私は、これを看護に使ってみることにしました。認知症は治らないと言われていましたが、ひょっとしたらと思ったのです。

以前から、精神医学には回想療法という治療法がありました。しかしそれは、悲しい記憶も引き出してしまいます。嫌な記憶は楽しくありませんから、元気が出ません。そこで私は「過去の楽しい思い出だけを探してみよう」と提案しました。

認知症の患者さんに実践してみると、予想以上の効果が見られました。

家政婦をしていたある患者さんは、かなり重度の認知症で、裸で廊下を走り回るような状態でした。以前、人の肩を叩くのが生きがいだった、という話を聞いたことがあったため、その記憶を刺激してみたのです。

ヘルパーさんにお願いし、その患者さんの指圧を受けてもらいます。そして「上手ね、気持ちいいわ」とほめてもらうのです。患者さんは、ニコニコしながら、ヘルパーさんの肩や背中を、揉んだり、叩いたり、なでたりします。これを続けるうちに、廊下を裸で走らなくなりました。

また、ある患者さんは、浅草の老舗和菓子店のお饅頭《まんじゅう》が大好物でした。玉露《ぎょくろ》のお茶を淹れ、和菓子を出すと「おいしい、私、これが毎日の楽しみだったのよ」と言います。そこで、これを続けるうちに、症状が改善してきたのです。

さらに、魚河岸に勤めていた患者さんには、お風呂の時間を変えてみました。

魚河岸の仕事は朝が早く、午前10時頃には仕事を終えてひと風呂浴びる習慣があったと聞いたからです。それまでお風呂は午後でしたが、朝に変えると、気持ちよさそうにお風呂場で歌い始めました。それがきっかけとなり、記憶が戻っていきました。

どんな症状で、どんな薬を飲んでいても、その人の核心の光が消えたわけではありません。本人の生命に光を当てれば、再び輝き出すことが実証できたのです。

女房大好き

認知症になっても生命の輝きは消えません

もう一人、印象的だった方がいます。

畳の縁《へり》につまずいて転倒し、それ以来、寝たきりになって認知症になった方です。いつも車いすに座り、ぼーっと廊下から窓の外を眺めています。

施設の方に「どんな人？」と聞くと、「チンゲンサイを日本に導入された方だそうです。すごいお金持ちなんですって。でも、何を話しても通じませんよ。奥さんのこともわからないみたいです」と。

そこで私は、彼のそばに行き、話しかけてみました。

「こんにちは。チンゲンサイの名人ですって？」

その瞬間、パッと目が輝いたように見えました。いける！

「私は東京に住んでるんですけど、小さな畳一畳ぐらいの畑で菜っ葉をつくっているの。すぐに虫に食われて駄目になっちゃうのだけど、いい方法ないかしら？」

質問には答えませんでしたが、生き生きとした顔をしたのです。そんなとき、向こうから女性が近づいてきました。

「あっ、どなたかいらっしゃったわよ。誰？」と聞くと、「女房」と言ったのです。

私は続けて質問しました。

「今、どこにいるかわかりますか？」と聞くと、「ミサト」と施設の場所も答え、それから少しずつコミュニケーションが取れるようになっていったのです。

やはり、本人の生命に光を当てることが大事なのだと、確信した瞬間でした。

余談ですが、私は女性史の観点から認知症の行動を研究したことがあります。

たとえば、奥さんが認知症で、ご主人が病院に連れてきた場合、「よかったわね。今日、ご主人と一緒にいらっしゃったの？」と聞くと、「えっ、この人、知らないわ」と答える場合が多くあります。

男性は、この逆です。施設の鍵を開けて出て行こうとする認知症の男性に、「どこに行くのですか？」と聞くと、「女房のところ」と答える場合が多いのです。

つまり、**男の人は追いかけて、女の人は拒否する傾向にある。はっきりした理由はわかりませんが、生活面を妻に頼っている男性が多いからかもしれません。**

心配と不安

老親をひきとる功罪。環境の激変には注意が必要です

環境の変化がきっかけとなり、認知症を発症したり、症状が重くなったりすることがあります。たとえば、田舎にいるお母さんを都会にひきとった途端に認知症がひどくなるのも、その一例です。環境の変化で大きなストレスを受けるのです。

高齢者はとくにそういう傾向がありますから、環境を変える場合は上手に変えないと、心身への大きなダメージとなりかねません。

見慣れた顔、見慣れた景色。吸い慣れた空気。すべてが総合的に刺激となっています。慣れたものほど心地よく、リラックスできます。それが人間の生命力や

治る力の源になっているのです。

あたり前の生活習慣を大切にする、と私がくり返し言うのは、そうした理由があってのことです。

何かを変える場合は、急に変えるのではなく、徐々にやることが大事です。

たとえば、入院する場合も、高齢の方なら、顔見知りの先生や看護師がいる病院のほうがいいと思います。

訪問看護師さんたちからよく聞くのは、「病院ではすごい認知症で大変だったのに、在宅に迎えたらよくなった」といった話です。

一種の防御反応というか、逃避なのかもしれませんね。心配がなければ認知症にならない、というのもよく言われることです。

お金の心配をしたり、親しい人と別れたり、そういうことが刺激になって、認知症を発症する人も多くいます。

デンマークには認知症が少ないと言われています。現地に行ったときに「なぜか？」と聞くと、「老後に不安がないからですよ」という答えが返ってきました。

やはり、高齢になったら、自分の好きなように生きるのがいいのですね。

心配や不安を極力減らして生きていく。自分らしく、やりたいことをやって生きるのがいちばんだと思うのです。

認知症の人を見ていて、「あれ？」と思うことがあります。

それは、認知症になったからその症状が出たのではなく、若い頃からの傾向が顕著《けんちょ》に出るようになったのではないか？　ということです。

たとえば、怒りっぽいのも人を騙《だま》すのも、若い頃からそういう傾向があったのではないか、と思うのです。あるいは、それを表に出さずに閉じ込めていたか。

もちろん、全員がそうではなく、そういう人もいる、ということです。

認知症のふりをしている、とは言いませんが、都合の悪いときには認知症になる、という人がいると思うのです。

本当は聞こえているのに、都合が悪いときには聞いていないふりをすることは誰にでもあるでしょう。それと同じような感じです。

私は、認知症の方にも多く触れてきましたが、その度に、自分が試されているような感じがしていました。

「なんであんなこと言っちゃったんだろう」とか「もっとこうしておけばよかった」と、自分に嫌気がさすことの連続でした。全人格をかけて向き合っても、十分なケアができなかったと思っています。

ですから、今、**認知症の人を地域で受け入れるとか、見守るという提案がなされていますが、それは相当な覚悟と体制がなければ難しい**と思っています。

安否確認

何歳になっても我が子は心配。連絡はできるだけ頻繁に

私は人の親なので、いくつか親の立場からお願いをさせていただきます。

・頻繁に連絡を取ってほしい

「安否確認」でも構いません。用事がなくても、連絡を取ってほしいのです。

「今日はどう？」とか「寒いね」「元気？」「今日、チューリップが咲いたのよ」など、それだけでいいのです。習慣にすれば苦にならずにできると思いますから。

間隔があくと、タイミングがつかめず、連絡しづらくなるので、日課のように連絡するのがいちばんです。

親はいくつになっても、子どものことが心配なのです。声を聴くだけでも安心

できます。それが生命力につながっていくのです。

・できるなら元気な顔を見せて、触れてほしい

電話だけでなく、本当は顔も見たい、できれば触れたいと思っています。やはり人間は触れ合うのがいちばんなのだと、看護をして実感しています。

「て・あーて」は、看護師だけのものではなく、日常誰でもできるものです。照れくさいかもしれませんが、「お父さん、肩、叩いていい？」とやってみたらいかがかと思います。

・年寄り扱いせず、頼ってみる

高齢の親と同居している方は、おそらく大変なご苦労があると思います。私も仕事をしながら、自宅で母の介護もしていましたから、その大変さはわかりますし、不満がいっぱいあることもわかります。そんな中で、うまくいった工夫があります。それは、なんらかの役目をお願いしてみることです。

ありがちなのは「うまくできないから」とか「ヘタにやられると逆に手間だか

ら」とか「危ないから」という理由で、役割をとりあげてしまうことです。

その気持ちはわかります。ただでさえ忙しいのに、悠長に見守ってなんかいられない。事故につながったら大変、と思うのは当然です。

でも、高齢になっても人間には〝生存本能〟のようなものがあり、意外に慎重です。記憶は不確かになったりしますが、何もできなくなるわけではないのです。

我が家では、母には料理のお手伝いをお願いしました。母は、片方の手がうまく動かないので、片手でやります。お豆の皮むきをすると、床に落ちて転がったり、餃子の皮を包むとヘンな形になったりしましたが、食べるときに「これは、おばあちゃんのつくった餃子ね。うん、味はおいしい」と笑ったりして、食卓が明るくなりました。

もちろん、もの忘れが激しい場合などは、詐欺《さぎ》などの犯罪に遭う危険も高くなりますから、そこは注意が必要だと思います。でも、できることはどんどんしてもらったほうが、元気でいられることは、間違いありません。

・「ありがとう」を忘れない

母は晩年「私は幸せよ」とよく言っていました。私たち家族は、母からたくさんの「ありがとう」をもらったのに、私は「ありがとう」がなかなか言えませんでした。そして、**母が亡くなり、その存在のありがたさに気づいたのです。でも「ありがとう」はもう伝えられません。「ありがとう」は生きているうちに言葉にして伝えるものだ**と思います。

おわりに

92歳の現役看護師――。

私の肩書をあえて書くなら、こうなるでしょうか。看護の世界に入り、すでに75年が経ちました。当時は「看護婦は結婚も妊娠もしてはいけない」と言われ、自活できないほどお給料も安い時代でした。いまからすると、ウソみたいな話ですが、本当です。

その間、私は、数えきれないほどの患者さんと接してきました。残念ながら、すべての方が元気になるわけではありません。不治の病に冒《おか》される人もいますし、幼い子が亡くなるのを看取《みと》った悲しい体験もあります。

私は、看護教員も長く務めたので、多数の若者を指導してきました。命をあずかる看護の責務は重大です。やさしいだけでは務まりません。

そんな世界に長いこと身を置く中で、私は、看護とは何か、理想の看護師とはどうあるべきかを、絶えず追い求めてきました。よりよい看護ができるよう、職場環境や待遇の改善などを求めて、病院と闘ったこともあります。

私生活では結婚もし、子どもを二人授かりました。結婚も妊娠もタブー視されていましたが、自分の意志を優先したのです。いまとは違い、厳しい労働環境です。幸いにも理解ある夫に支えられ、仕事と家庭の〝二刀流〟を続けましたが、途中、20歳の息子を亡くすという辛い思いもしました。

私は１９３１年に、韓国の京城（現・ソウル）で生まれました。島根県出身の父は大学卒業後、朝鮮銀行に就職し、韓国に渡りました。そして、釜山《プサン》で生まれ育った母と結婚し、私が生まれたのです。まだ、のどかな時代でした。

私は６人きょうだいの長女なので、厳しくしつけられましたが、じつに天真爛漫でした。ところが、そんな私も、戦争の渦に巻き込まれていきます。日中戦争が始まると、父は中国の徐州に転勤になり、私たちは母の実家がある釜山で暮らしました。

その後も、安全を確保するため、あちこちを渡り歩きました。小・中学校での転校は9回に及びました。このため学校の勉強は遅れがちでしたが、代わりに、本が私の学びの先生でした。一時期一緒に暮らした祖父母からは〝たくましく生きる知恵〟のようなものも学びました。物もなく、日々の食糧にも事欠くありさまでしたが、環境への適応力は、その頃に身についたものではないかと思います。

戦時中は学徒動員で、授業の代わりに軍服のボタン付け作業を命じられました。しかし、そんなときでも、生物の若い女性の先生が作業中に読み聞かせてくださった、吉野源三郎の『君たちはどう生きるか』に心を動かされ、明日への希望に胸をふくらませました。私が看護の道に進んだのは、この先生の影響もあると思っています。

1945年8月15日、戦争が終わり、日本は敗戦国になりました。私はその時、北京におりました。

　これからどうなるのか。どう生きていけばいいのか？　立場の逆転した中国人が、日本人を暴行・凌辱《りょうじょく》する事件が周囲に頻発《ひんぱつ》していました。14歳だった私は、母から「いざとなったら飲むのよ」と青酸カリを渡されました。

　父は「中国に残る」と決め、家族もそれに従いましたが、政府の命令により、帰国の途に就きます。その道中は、本当に生きた心地がしませんでした。実際に中国各地で多くの日本人が命を奪われ、私と同年代の少女が辱《はずかし》めを受けたという話も嫌というほど聞きました。私たち家族は間一髪で難を逃れましたが、生死は本当に紙一重なのだと思います。


　その後、日本に引き揚げるまでの出来事は語り尽くせないほどあります。ともあれ、私たち家族8人は、誰一人欠けることなく父の実家のあった山陰の小さな村落に辿りつきました。農地改革で先祖伝来の田畑はとりあげられ、4反歩《たんぶ》の田んぼを返してもらってにわか農家の暮らしが始まりました。慣れない農作業で、現金収入もままならない両親の苦労は並大抵ではなかったでしょうけれど、私とすぐ下の妹は県立の高等女学校に転入し、2年後に私は東京の日本赤十字女子専門学校に入学できました。

いろいろな方から看護の道を選んだ動機を聞かれますが、私の場合ただただ、学徒動員による授業返上のための学力不足を取り戻したい、とにかく学びたい一心でした。看護師への憧れや、人の役に立てる仕事に就く自覚などさほどないまま、知る喜びに満たされた学生時代でした。厳しい実習も苦にはならなかったのです。

こんなに長く看護の道を歩き続けたことを思うと、動機よりも、その後の学びや体験が大切だと思います。とはいえ選んだ進路が、人間の大切ないのちに関わる仕事であったことが継続の力になったのは確かです。

人はどんな道を選んでも、困難はつきものです。しかし、人生には無駄なことなど一つもありません。すべてが明日につながり、今の自分につながっています。どんなことがあろうとも、それを受け止めて、乗り越える努力をするしかないのだと思います。いくつになっても同じです。

私は92歳をすぎた今日も、まだ迷ったり悩んだりして、乗り越える努力をしています。バタバタと目の前の小さな苦労と格闘しています。体が少しずつ衰えていっても、工夫しながら働き続けることが好きだし、楽しい。そうやって、日々をたゆまず生きています。

私は全国を飛び回って講演などもしていますが、必ず話すのは、戦争の経験です。平和とケアは切り離せません。平和でなかったらケアなどあり得ませんから。戦争や紛争のもとでは、赤ちゃんにおっぱいもあげられないのです。

ウクライナの戦争を一日も早く終わらせるための支援は必要ですが、毎日大勢の人が死んでいるのに、今、世界中が競って武器を製造し、兵器を送り続けている現実が私は心配でなりません。

とくに、私たちの世代は、悲惨な戦争を体験してきたわけですから。今の状況が、当時の〝一億総決戦〟の雰囲気に似ていると、肌で感じてしまうのです。「お国のため」と、未来を担う若者たちが戦場に送られました。我が子を戦場に送り出す母たちは、身を引きちぎられる思いだったでしょう。

爆弾が投下され、多くの命が一瞬にして奪われました。第二次世界大戦で亡くなった日本人は310万人だそうです。文字にすると、あっけないものです。310万人一人一人に、愛する人や大切な家族があり、楽しい生活があり、未来があったのです。戦争は命だけでなく、自由や個人の尊厳も奪います。絶対にそんな悲劇があってはいけないのです。

人間の生命力は、とてつもなく強いけれど、同時にはかなくもあります。どんな命にも等しく終わりは訪れますが、だからこそ、それぞれの生命を輝かせて天寿を全うして欲しいと、切に願うのです。

人間がもつ生命や治る力を輝かせるためにも、私はこの本で、日々のあたり前の暮らしに光をあててみました。看護の世界で75年、人間の生と死の現場で〝生きるとはどういうことか〟を問い続けてきた私の役割だと思ったからです。

もてるものを大切にしながら、自分らしく生きていく。

窮屈な世の中ではありますが、心地よい生活習慣を維持しながら、ピンピンキラリ、健康長寿を実現させてくださるよう祈っています。

最後までお読みくださり、ありがとうございます。お元気で。

2023年12月1日　川嶋みどり

〈著者プロフィール〉

川嶋みどり（かわしま・みどり）

1931年、韓国の京城（現在のソウル）に生まれる。看護師。

1951年、日本赤十字女子専門学校（日本赤十字看護大学の前身）卒業、日本赤十字社中央病院（現・日本赤十字社医療センター）勤務。現在、健和会 臨床看護学研究所所長、日本赤十字看護大学名誉教授。一般社団法人 日本て・あーて（TE・ARTE）推進協会代表理事。

1995年若月賞、2007年フローレンス・ナイチンゲール記章、2015年山上の光賞受賞。

2011年東日本大震災時には、看護師のチームを率い被災地に駆けつけるなど精力的に活動を続け、日本のナイチンゲールと呼ばれている。

『キラリ看護』（医学書院）、『看護の力』（岩波新書）他著書多数。

長生きは小さな習慣のつみ重ね
92歳、現役看護師の治る力

2023年12月5日　第1刷発行

著　者　川嶋みどり
発行人　見城 徹
編集人　福島広司

GENTOSHA

発行所　株式会社 幻冬舎
〒151-0051　東京都渋谷区千駄ヶ谷4-9-7

電話　03（5411）6211（編集）
03（5411）6222（営業）
公式HP：https://www.gentosha.co.jp/
印刷・製本所　図書印刷株式会社

検印廃止

Printed in Japan
ISBN978-4-344-04187-5　C0095

この本に関するご意見・ご感想は、
下記アンケートフォームからお寄せください。
https://www.gentosha.co.jp/e/